Leyendo la vida: consultas y relatos

AUGUSTO BLANCO ALFONSO

Leyendo la vida: consultas y relatos

AUGUSTO BLANCO ALFONSO

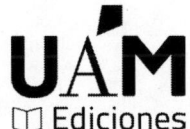

© de los textos, los autores, 2025
© de la edición, UAM Ediciones, 2025

Diseño de cubierta y maquetación: Sara Pantoja Gil

Servicio de Publicaciones de la Universidad Autónoma de Madrid
Ciudad Universitaria de Cantoblanco, 28049 Madrid
https://www.uam.es/uam/uam-ediciones
servicio.publicaciones@uam.es

ISBN: 978-84-8344-991-2
Depósito legal: M-17044-2025

In memoriam

A mis padres, a mi hermano y a mis abuelos,
que les hubiera gustado leerlo.

Entre las oportunidades, responsabilidades
y obligaciones del ser humano,
no hay ninguna como la de ser médico

«Principios de Medicina Interna» Harrison

Si no todos salían de su casa
completamente consolados,
se sentían, al menos, tranquilizados
al saber que alguien había compartido
su pena, su dolor con interés y afecto

«Un puente sobre el Drina» Ivo Andric

ÍNDICE

PRÓLOGO

Hace unos veinte años se pusieron de moda los portafolios docentes. La gracia de un portafolio es seleccionar experiencias profesionales que den pie a la reflexión. De hecho, mi equipo docente propuso a los alumnos de sexto de Medicina[1] que elaborasen uno. Pues bien, la sorpresa fue que las diferentes experiencias clínicas recogidas por los estudiantes apenas nos decían qué tipo de personas eran. No tenían poder discriminante. Excepto una de ellas, que nos acercaba a su grado de madurez, a su orientación biomédica o biopsicosocial.

¿Cuál era el objetivo de este ejercicio? ¿Qué le pedíamos al estudiante? Pues que narrara un encuentro clínico detallando tanto los aspectos verbales como no verbales que se producían en este, y sin escatimar emociones ni sentimientos de todos los protagonistas, incluidos él o ella[2]. Este ejercicio era algo así como una ventana abierta a la interioridad del alumno. Algo muy parecido a las narraciones de Augusto.

Nuestro autor abre, en efecto, una ventana al pasado y a su interioridad. Ninguna narración impostada, exagerada o estereotipada puede tener interés. Las que llaman nuestra atención exploran áreas de nuestra intimidad por lo general vedadas a los

---

[1] Portafolios de los alumnos de sexto curso de la Facultad de Medicina de la Universidad de Barcelona, Departament de Ciències Clíniques.

[2] Estos ejercicios deben acompañarse de un manual de estilo en el cual se expliquen las características que se solicitan y se muestren párrafos que sirvan de ejemplo.

demás. Nos sumergimos en la lectura porque el autor nos regala pedazos genuinos de su vida, de su reflexión y maduración, desde una honestidad radical. No le duelen prendas en reconocer errores, casi-errores, serendipias, torpezas o destrezas, porque de estas anécdotas extrae lecciones útiles para los lectores.

Este libro se dirige a estudiantes de Medicina, pero yo diría que cualquier profesional de la salud, incluso cualquier ciudadano, disfrutará con él. A mí personalmente me retrotrae a unos años setenta, años de dictadura mortecina, en los que predominaba una sanidad deshumanizada y masificada. ¿Más masificada que ahora? Sí, mucho más.

Las preguntas que se formulan al final de cada narración son parte y consecuencia necesaria de esta. Expresan la intencionalidad del autor, pero no agotan la temática. Por ello estas páginas se ofrecen como material docente: podemos aprovechar lo que Augusto nos propone de muchas y variadas maneras, siguiendo o ampliando las preguntas que formula, seleccionando párrafos, como pórtico a debates profundos o llaves para entrar en mundos esquivos. O también podemos usar estas narraciones como ejemplo, motor, de otras que profundicen en temáticas dolorosas o silenciadas. Uno de los méritos de este libro es mostrarnos el camino de la sinceridad y el coraje. Virtudes que se contagian.

Francesc Borrell Carrió
MD, MFC, profesor honorífico UB, Grupo Comunicación & Salud de
España, Folia Humanística.

INTRODUCCIÓN

Decía Marlowe, el inmortal detective de Dashiell Hammett: «Si no fuera duro, no podría vivir; si no fuera comprensivo, no merecería la pena vivir». Me recordó a nosotros, los sanitarios.

Si no tuviera conocimientos científicos, no podría ejercer; si no fuera comprensivo y compasivo, no debería ejercer.

Dedicamos un gran número de horas y esfuerzo a formarnos. A menudo, centrados en los detalles del ciclo de Krebs, de determinada inserción tendinosa, de las interacciones de tal o cual fármaco…, olvidamos el objetivo absoluto de nuestra energía: el paciente. Decía Osler, Sir William Osler (1849-1919): «El buen médico trata la enfermedad; el gran médico trata al paciente con la enfermedad». Pues bien, el enfermo es olvidado demasiadas veces en nuestra ceguera tecnológica y, lo que es peor, casi siempre nos olvidamos también de nosotros mismos. En la relación con el paciente, saber cómo estamos nosotros, en el momento de la interacción, es fundamental.

ENSEÑAR. ¡Qué palabra! Me impresiona y se me hace enorme. La asocio a Maestro y me viene grande, de modo que prefiero COMPARTIR lo aprendido, la experiencia, con mis pares y con los que son como yo mismo fui hace algunos otoños.

Intercambiar conocimientos me satisface. Con mis compañeros de fatigas por razones obvias, pues nadie puede abarcarlo todo; con mis alumnos, porque están más al día que yo en el último grito milagrito de la ciencia publicada.

La presencia de un aprendiz obliga a predicar con el ejemplo, una oportunidad que agradezco, debido a que, en ciertas ocasiones, la inercia, el cansancio, «la burocracia» consiguen arrinconar actitudes básicas en el ejercicio de la profesión. Siempre queremos mostrar lo mejor.

Este librito pretende ayudar a conocer y a conocerse a los sanitarios, médicos, enfermeras, psicólogos, a través de la observación de lo contado, invitándoles al ejercicio personal de poner negro sobre blanco sus experiencias perturbadoras, estimulándoles a trascribir sus propias historias, puesto que no hay mejor aprendizaje que el que se realiza a través del relato. Así ha sido desde nuestros antepasados cobijados en las cavernas alrededor de un buen fuego.

En estos cuentos encontraremos demostraciones de cortesía, de empatía y compasión, cualidades de entrevista y exploración, de resiliencia, de trabajo en equipo… Tales son las llamadas competencias huérfanas o esenciales, no incluidas, ni como cuerpo teórico ni reglada su práctica, en la formación en nuestras facultades.

La sociedad se enseñorea con la falsa amenaza de: «¡Huy qué difícil! Toda la vida estudiando», cuando eso es lo más sencillo de la profesión, estés en el estamento que estés, pues es lo que llevamos haciendo desde siempre. Lo complicado, lo duro, es acompañar: el dolor, el sufrimiento, la incapacidad, las pérdidas, los duelos, la muerte… Asumir la incertidumbre, manejarte con probabilidades, aceptar que no curar no es sinónimo de fracasar. Nadie nos enseña a reflexionar sobre lo que sucede en el interior del profesional, sobre lo que acontece y nos acontece.

Así que nos refugiamos, desesperados, en la objetividad científica y convertimos a los pacientes en objetos susceptibles de ser encasillados en un algoritmo, en un protocolo, en una ristra de pruebas, olvidándonos de que nuestros enfermos son sujetos y, por lo tanto, debemos abordarlos desde la subjetividad. Subjetividad trufada de afectividad, prejuicios, transferencias y contratransferencias no evaluadas ni identificadas, sufrimientos, frustraciones, miedos, etc.

En esta colección de relatos buceamos entre las razones de mantenernos en la profesión —¡con lo que está cayendo!—, los errores, las dificultades de los inicios, las situaciones esperpénticas, los temas comunicacionales, las situaciones excepcionales, la terminalidad y la muerte, el maltrato, los escenarios sociales, los relatos a cuatro manos, entre muchas otras cosas.

¡Qué alegremente empleamos el lenguaje!

En cuántas ocasiones utilizamos expresiones de nuestras rutinas con la ligereza de la normalidad sin ser conscientes de que es nuestra normalidad, no la del paciente.

Es habitual que se nos acuse, y puede que, con razón, de no comprender lo que mal explicamos, de ser distantes, fríos, de levantar un muro emocional entre ellos y nosotros. Sin saberlo, aplicamos el postulado de: «La distancia emocional es un estado mental cómodo». Estos textos también ayudarán a los pacientes a entendernos mejor.

Lo repito como un mantra, como una jaculatoria, para activar el presente: ¡no olvidemos que la iatrogenia no solo entra por la vena (las más de las veces se cuela por los oídos y por los ojos) !No es frecuente que compartamos las vivencias con nuestros acólitos sanitarios, privándoles así de nuestras reflexiones más íntimas —probablemente, una parte básica de su formación—. El intercambio de experiencias, emociones, dudas entre pares, supervisado por profesores, constituye una excelente herramienta dentro del aprendizaje de las Humanidades médicas.

Siguiendo a Rita Charon, la narrativa nos permitirá aumentar las perspectivas, reconocer y utilizar la metáfora, abrir la mente — como decía Einstein, «la mente, como el paracaídas, solo funciona abierta»—, aumentar la tolerancia a la incertidumbre y, en definitiva, a comprender las historias que nos cuentan nuestros pacientes.

Escribiendo esta introducción, me han venido a la memoria unas palabras de un libro sobre un cuarteto de música clásica, *Una música constante* de Vikram Seth, cuyo último párrafo dice: «La música, esa música, ya es bastante. ¿Por qué buscar la felicidad?, ¿por qué esperar no sufrir? Ya es bastante, ya es bastante bendición vivir un día tras otro y oír esa música —no en exceso, el alma no podría soportarlo— de vez en cuando».

Disfrutemos del ejercicio profesional. Es cierto que hay momentos malos, pero también situaciones impagables que compensan con creces. Decía Rousseau: «El hombre hace negocios. Si da más de lo que recibe, un mal negocio; si recibe más de lo que da, un buen negocio». El ejercicio profesional es un buen negocio, siempre nos da más.

ROMANTICISMO NO DIABÉTICO[3]

Soy un ambicioso sencillo, solo pretendo ayudar, desde el conocimiento y el arte, pero solo ayudar, aunque me acompañen otras razones menos nobles. Nunca pretendí salvar a la humanidad de sí misma, ni cambiar el ejercicio de la Medicina por mi voluntad e inteligencia. No necesito reconocimientos especiales, me basta con el de mis pacientes. Aunque con los años también gusto del de mis pares y mis alumnos, de estas banalidades podría prescindir, no siempre las tuve.

Decidí ser médico por dos viñetas de un tebeo. Mostraban a un médico rural con su maletín, bajo un sol inclemente o la lluvia desatada. Hoy, cuando muchos avisos los subtitulo de abusos, ese recuerdo me siembra una sonrisa. «No querías caldo...». Fantasía romanticona de los siete u ocho años.

En la adolescencia me llamaba la atención la tocología, no sé la razón. Nunca faltarían partos a los que asistir. Pasar consulta y atender partos a cualquier hora del día. Parecía bonito, importante, que te sacaran de la cama para traer una nueva vida al mundo. Más romanticismo.

En el verano de tercero, estando de alumno interno, decidí ser médico de pueblo. Me interesaba el enfermar de los pacientes,

[3] Publicado en revista SoMaMFyC, 2020. Ante la desbandada de médicos de familia por el COVID y su gestión, la SoMaMFyC solicitó escritos a favor y en contra de seguir en la medicina de familia, eligiendo este como representación de todos ellos.

no las enfermedades o las glorias hospitalarias y, aún menos, los jefes que marcaran directrices, con las que no siempre iba a estar de acuerdo. ¡Qué infeliz! La ignorancia es tan romántica...Me sigue asombrando, cuando la entrevista fluye por donde quiero, la atención con que degluten cada palabra. El dolor, la incertidumbre, la inseguridad, lo desconocido provocan tanto miedo... ¡Es tan potente la palabra del médico! Con frecuencia olvidamos que nuestras palabras, nuestras actitudes son terapéuticas. Me encanta sentir ese efecto. Ver cómo se suaviza el gesto de alguien que sufre tras visitarlo me enorgullece. Orgullo más egoísta que romántico.

Claro que también me gustaban y me gustan las miradas de respeto, que inevitablemente aparecen cuando se conoce que soy médico. Cómo no va a ser así, si, llegado el momento, somos los principales depositarios de sus esperanzas, por encima, incluso, de las tecnologías de vanguardia.

Entiendo la Medicina de un modo global, no me gustan los cachitos, creo que todo influye en todo y es la persona la que enferma, no su colon o su pericardio. La Interna, nuestra hermana hospitalaria, se encarga del 2% de los pacientes. Nosotros, del 98% restante. No trato retos intelectuales, trato individuos, hace años que no estudio por saber, sino por aplicar el conocimiento.

La pandemia me demostró que no me equivocaba estando en la trinchera, en primera línea, sin los oropeles políticos y glamurosos, solo codo con codo con mis compañeros. Era una buena elección. ¡Juntos llueve menos! El sindiós científico pesaba poco al lado del desafío humano. Acompañar tanta angustia no era gratis, pero daba sentido al trabajo y a la profesión.

Vuelvo a casa cansado, no siempre feliz, pero sí satisfecho. He hecho lo que se podía hacer sin escatimar esfuerzos. No tener grandes expectativas disminuye las frustraciones.

¿Cuándo fue la última vez que te preguntaste por qué estabas aquí?
¿Estás contento con tu decisión? ¿Volverías a estudiar Medicina?
¿La Medicina es vocacional?

MI PRIMER ERROR MÉDICO[4]

Era mi primera consulta de verdad. Recién licenciado del servicio militar obligatorio, durante un año como soldado médico había tratado el tipo de patologías que constituyen el 99 % de las consultas del médico de cabecera y que no se enseñan en la universidad. No dan lustre; una buena colitis ulcerosa, sí, pero una gastroenteritis vírica… bah. Un flemón periamigdalino abscesificado vale, pero unas anginas vulgares, por mucho que duelan…

Si bien me había familiarizado con esguinces grado I, lumbalgias, catarros, síndromes virales variados, etilismos agudos y demás, el vademécum seguía siendo un misterio. En la carrera estudiábamos los nombres farmacéuticos, con los años los llamarían genéricos, pero entonces los conocíamos por tetraciclina, paracetamol, AAS[5], FAS[6]… Así que, inevitablemente, en cuanto tenías ocasión construías tu propio vademécum. 32 000 específicos no son manejables, había que elegir entre la oferta para poder controlar lo que ibas a utilizar como recurso terapéutico, por lo que cada cual se hacía su chuletario.

Una libreta, cobijada en el bolsillo de la chaqueta, era mi tabla de salvación en caso de duda. Antihipertensivos, antibióticos, analgésicos, antinflamatorios, ansiolíticos, protectores gástricos,

---

[4] Utilizado como ejemplo en la I Jornada Internacional de Narrativa Médica, Madrid, 2022.

[5] AAS: ácido acetilsalicílico.

[6] FAS: Fuerzas Armadas Españolas.

antieméticos…, de todo, y un par de específicos y una alternativa por si alergia o intolerancia. Bien.

Hacía tiempo que había sustituido la novela preonírica por un artículo médico antes de dormir, de la Revista Clínica Española o de cualquier publicación que hubiera caído en mis manos.

Acudió un hombre con un flemón dentario más que evidente, con el carrillo devastado, parecía de TBO, solo le faltaba el pañuelo anudado alrededor del maxilar y la cabeza, con el gesto dolorido y hecho polvo. Le exploré y le diagnostiqué. Los ojos me hacían chiribitas, la noche anterior había leído sobre los flemones y el último grito en su tratamiento.

Había que tratarlo con ampicilina, pero ¿cómo se llamaba en la farmacia?

El vademécum personal era un consejo de todos nuestros tutores: adjuntos, los pocos residentes mayores o menores, todo el mundo lo elaboraba según sus necesidades, para la planta, la consulta o la urgencia. No obstante, sin duda, delataba la bisoñez del propietario y con el tiempo escuché comentarios como: «¡Fíjate si es nuevo lo que me ha mandado que ha tenido que mirarlo en el libro rojo, ese grande que tienen!».

Sin embargo, en los albores del ejercicio, probablemente más mi inseguridad que las opiniones de los pacientes influían en mi ánimo, y recurrir a la chuleta demostraba mi lozanía más allá de mi aspecto.

La mano traidora ya se estaba deslizando hacia el bolsillo izquierdo de la chaqueta, en busca de la solución, cuando la derecha, en un soplo de inspiración que no dudé en calificar de seráfica, garabateó en el talonario: «Bisolvon ampicilina», con una B mayúscula triunfante y un suspiro liberador acompañante. Expliqué dosis y modo de tomarlo, revisión en 4-7 días, según respuesta, mientras alcanzaba las recetas del antibiótico y un analgésico, que sí recordaba: el Nolotil[7], el más indicado en aquella época.

Seguí visitando enfermos hasta terminar el turno. De vuelta en el autobús, una sombra negra como cielo de tormenta, de tifón, de catástrofe me nubló el entendimiento.

«Da Britapén y no mires a quién».

La ampicilina buscada era el Britapén, una de las primeras, si no la primera, penicilina oral que había orillado los inyectables, tan dolorosos y tan difíciles de administrar, pues se cristalizaban con una facilidad pasmosa. Yo había recetado Bisolvón, un mucolítico de poco efecto que se suponía ayudaba a la farmacocinética de la ampicilina en infecciones respiratorias altas, y que fue desapareciendo del mercado, por falta de eficacia o de publicidad, vete a saber. Las guías ya no lo recomendaban.

Había prescrito por error. Y si hubiera sido algo contraindicado... Todo por no mirar el maldito recetario privado, por mi inseguridad, por mi... Tardé en metabolizar el lapsus. Me juré que nunca más me ocurriría, que lo primero es lo primero y no la imagen falseada. Seguramente no fue mi primer error, pero sí el primero detectado y con peso futuro.

Tengo un cierto grado de prosopagnosia, me cuesta reconocer las caras. Volvió unos días después, no sé cuántos, a darme las gracias por lo bien que le había funcionado el medicamento.

«Ya lo dijo usted, era lo último en tratamientos». El dentista le había felicitado por el resultado y había podido extraer el desastre dentario gracias a mi solución.

---

[7] Nolotil: analgésico hoy a punto de caer en desgracia.

La modestia no está entre mis virtudes. Me vine arriba y justifiqué el error como un gran acierto explicando la eficacia de la bromhexina, ¡qué vergüenza!

¿Cuándo detectáis un error, lo reconocéis?

¿Lo justificáis o lo asumís?

PSICOSOMÁTICA

En medicina, en la medicina clásica, no la de las modas o los últimos tratamientos o diagnósticos, la de siempre, está todo escrito, pero, eso sí, mucho olvidado, ninguneado por el asombro de la tecnología y nuestra subordinación genuflexa al último grito milagrito.

Era objetor de conciencia, no quería hacer el servicio militar obligatorio, y aunque la Constitución me permitía, ya, objetar, no garantizaba que esta elección durara lo que la mili, de quince a dieciocho meses. Podía alargarse tres años, así que sucumbí a la incoherencia y vestí el uniforme. Hoy me alegro, pues el año de soldado médico estuve pasando consulta y haciendo guardias normales. En mi hospital había visitado las patología más raras, ese 1% que acude a los grandes centros universitarios de purita élite, pero no había visto una gastroenteritis aguda que no conllevara una gran deshidratación, en el niño o el anciano, ni una amigdalitis que no fuera flemónica o estuviera a un tris de la extirpación, ni un lumbago sencillo por sobreesfuerzo. Todo eran grandes patologías, metastásicas, herniarias…

Conocí y dignostiqué mi primer caso psicosomático —aunque hoy no lo llamaría así, influido por Luis Cencillo (1923-2008), que postulaba que «la medicina o es psicosomática o es veterinaria»—, con la alegría que dan los primeros diagnósticos difíciles, en el cuartel.

El «Variceloso» había estado conviviendo con nosotros en el botiquín del cuartel, una Agrupación de Sanidad Militar de Madrid a quince minutos del Hospital Militar Gómez Ulla, para preservar del contagio a los otros soldados. Majete y educado, para el resto de la tropa era el «Valenciá» o el «Tuberías», hijo de su origen u oficio.

Comenzó a venir secuencialmente aquejado de unos brotes, por lo general invisibles cuando lo atendíamos, que le afectaban todo el cuerpo. Según lo refería parecía una reacción alergiforme, con una altísima producción de habones, que describía como enormes y de picor insoportable, y que lo hacía pedir cita en botiquín, pues amanecía con ellos, aunque en la mayoría de las ocasiones no se apreciaban. Perseguimos los habones y sus posibles causas: la cama, las toallas, las mantas, el tinte verde oliva del uniforme… Nada tenía sentido. Una mañana apareció absolutamente invadido, habones de dos y tres centímetros por todo el cuerpo que, cuanto más se tocaba, más se extendían, desde la frente a los miembros inferiores, pasando por la tripa, los brazos y el pecho. Espectacular. Una ambulancia y en pocos minutos estaba en la urgencia del hospital militar, donde llegó sin una sola lesión. ¡Qué desconcierto! Volvieron a repetirse los episodios, no tan extremos, que tratábamos con un Polaramine (antihistamínico) y tan ricamente. Urticaria.

Un sábado por la tarde, que estaba de guardia, comprendí todo el proceso. El Variceloso era escolta, y necesitaba ser escolta, pues tenía un mes de cuartel y un mes de permiso, en el cual trabajaba de sol a sol, para dejar aprestos para la lumbre en casa. Era hijo de viuda o abandonada, en una época en que los hombres que iban a por tabaco no siempre volvían, pero estos detalles no los comentamos, solo sé que tenía que ir sí o sí a trabajar a su pueblo de fontanero para que la madre y los hermanos chicos comieran el mes de ausencia. El Valium hubiera sido una buena alternativa, pero, como tenía servicio de armas, quedaba descartada. Corrían los ochenta, en aquel año ETA asesinó a cuarenta y cuatro personas,

1983 fue uno de sus años más prolíficos, si no el que más, pese a no existir grandes matanzas. El método más habitual consistía en una moto que se paraba al lado de un coche con su general dentro, le colocaba una bomba en el techo y daba gas. A los pocos minutos tres muertos más enriquecían tan macabra lista: el general objetivo, el chófer y el escolta.

Lo mantuvimos el resto del servicio con Polaramine y, en alguna ocasión, con diazepam. No era plan dejar sin comer a los hermanillos.

El segundo caso no deja de ser simpático desde el drama que conlleva. Estamos en 1984, mi primera interinidad, nueve meses de trabajo seguido, todo un exceso en una barriada de clase media baja, en General Ricardos, entre Urgel y Oporto. Era la época de las incompatibilidades horarias, solo a Dios se le consentía la omni-presencia, el médico titular de mi consulta, al que yo sustituí, hasta ese momento era ubicuo. Entraba en el hospital a las ocho de la mañana, como a las 8:30 en la consulta del seguro, para la que me nombraron a mí, y al INSERSO durante la mañana. Las consultas duraban como máximo dos horas y despachabas todos los números que tocaran. No había sillas para los enfermos. Si se sentaban y tardaban más, conseguir dos sillas fue una odisea, y una sorpresa que pasaran de dos en dos sin ser familia, unos a por recetas y el de al lado por algún problema médico. Lo descubrí cuando pretendí auscultar a una señora delante de un varón, que departía con la enfermera sobre los cartoncitos de la medicación a llevarse.

Era una mujer, en esa edad indefinible que podía estar entre una cuarentena mal llevada o una sesentena digna. Presentaba unas jaquecas insoportables, que ella relacionaba con el cementerio.

Había sido madre de un «descarriado», decía, y parece que el descarrío se llamaba heroína adulterada o sobredosis, no estaba claro. «Es que yo soy muy histérica», explicaba. «Cuando el pequeño va al fútbol, al Bernabéu, en vez de al Manzanares, con lo cerca que está, me pongo de los nervios y mi marido me tiene que calmar, un par de tortas, lo normal, me sienta de maravilla, como cuando a la suegra la ingresé en la residencia y hubo que sacarla porque estábamos fatal en casa...». Esa era su vida, pero la jaqueca se desencadenaba, sobre todo, cuando iba a visitar al descarriado a la Almudena, en el viaje de ida al camposanto empezaba y la vuelta era un horror que la llevaba al vómito inevitablemente y a un bonito cortejo sintomático sin privarse de ninguna manifestación.

Acababa de leer un artículo sobre ansiedad y jaqueca y hacía poco que había conocido a San Lexatín, una benzodiazepina de acción media que parecía haber demostrado efectos muy positivos en este tipo de patologías, así que plantee un tratamiento preventivo para la próxima visita al cementerio: al domingo siguiente, tomaría un Lexatín de 1,5 mg en el desayuno.

El lunes se presentó en la consulta con dos enormes paquetes, dos palomas disecadas envueltas en papel de estraza. Era una afición que tenía el marido con ínfulas de taxidermista, una para la enfermera y otra para mí. San Lexatín había funcionado y yo me gané mi primer regalo como médico. La verdad es que impresionaban para mal, pero era el primer regalo y vivió con nosotros hasta que, a los dos años, pudimos cambiar de domicilio. La pobre no aguantó la mudanza.

Los regalos siempre pagan o pretenden ganar algo: lo intangible, el esfuerzo, un sobornillo, un trato más amable... La paloma solo hinchó mi pecho y mi ego, no muy lucido de aquella. Si la incertidumbre asaeta a cualquier médico en condiciones normales, en los primeros años vives en ella permanentemente.

¿Tenemos la precaución de entender los cambios sociales e históricos? Las mujeres abandonadas no existían como tal, el divorcio[8] estaba recién nacido, la violencia de género[9] no existía. Eran los primeros años de la década de los ochenta.

---

[8] El Congreso de los Diputados aprobó la Ley del Divorcio el 22 de junio de 1981.

Ley Orgánica de Medidas de Protección Integral contra la Violencia de Género recogida en el BOE del 29 de diciembre de 2004.

PRIMEROS APRENDIZAJES[10]

Eran los tiempos «oscuros», increíbles, aunque lo increíble es que parece que estamos volviendo, pero en tramos de cinco o seis horas, independientemente de que uno sea o no capaz de mantener la concentración y la buena praxis tantísimo tiempo, pero esa es otra historia. Decía que eran tiempos en los que en dos horas visitabas a cuarenta o cincuenta pacientes sin despeinarte. Antes de la reforma sanitaria, allá por los lejanos ochenta (1984) del siglo viejo, el médico de cabecera pasaba consulta en turnos de dos horas de presencia y atención domiciliaria hasta las 17 h.

Yo era de los afortunados del turno de 12:30 a 14:30 h. Como el primero de la tarde empezaba a las 15 h, teníamos un margen de treinta minutos para rematar la faena sin que te echaran de la consulta, y expulsados de la misma por el legítimo de las 15 h, tuvieras que mendigar un espacio donde terminar de «malver» a los últimos pacientes.

La consulta trascurría como todos los días, al tran tran, pasaban los enfermos que precisaban atención médica, sabiéndose dueños de un par de minutos o a lo más tres. La burocracia la atendía la enfermera, que salía, intermitentemente, a preguntar por los que solo querían medicación, ya prescrita, y que adjuntaban los cartoncitos engrillados en un clip o en una bandita elástica. También tenía preparados los partes de confirmación de las bajas,

---

[10]   Admitido en la I Jornada Internacional de Narrativa Médica, Madrid, 2022.

rellenos todos los datos y listos para la firma facultativa. Sin esa labor sorda y nada técnica la consulta no habría sido viable.

Entró con la sonrisilla puesta, esa expresión que predispone a la benevolencia y a la comodidad. Era una paciente conocida. De visita mensual, aunque no siempre, en ocasiones solo quería su medicación o la del padre, una persona mayor con una mala salud de hierro. Agradable y educada, rondaría los cincuenta, con las pequeñas miserias propias del DNI: HTA, en tratamiento farmacológico y de hábitos higiénico dietéticos, las primeras manifestaciones clínicas de la artrosis, algún mareo... Aquella mañana refería una historia de contractura dorso lumbar, clara manifestación emocional. Al escarbar un poco —poco, que el tiempo era un bien escaso— en las razones, coincidiendo con la entrega de las recetas preparadas, que había solicitado previamente, surgió, como un rayo, la explicación sin que la paciente fuera consciente de la relación.

—No puedo más —dijo, enfadada y dolorida—. Ahora, cuando llegue, tendré, como todos los días, un regalito en medio del pasillo.

Elevé las cejas, invitándola a continuar.

—Mire, ya sabe que mi padre tiene un montón de achaques, yo lo comprendo, está mayor, pero tonto está para lo que quiere. Cuando llegue se habrá cagado, hecho caca, perdone la expresión. —Descargué la fuerza de la palabra con un gesto de asentimiento restando importancia a lo escatológico— en medio del pasillo.

Ni mis ojos ni mi boca consiguieron disimular la sorpresa.

—¿Aposta?, ¿lo hace adrede? —inquirí.

—¡Todos los días! Si por él fuera, ni la compra podría hacer. Solo salgo un día a la semana al mercado, el pan blando es un lujo y a veces me lo trae la vecina, y cuando tengo que venir a por las medicinas o por que esté mala, como hoy.

Siguió perorando sus cuitas deprisa, consciente de que el tiempo apremiaba en la consulta y en casa.

En un momento de extrema sinceridad y, posiblemente, empatía, sentencié:

—Yo estaría deseando que se muriera.

Aquellas lacónicas palabras cerraron la entrevista. Los pacientes posteriores nublaron cualquier intento de reflexionar sobre lo dicho y sus consecuencias.

Camino del trabajo de la tarde —eran tiempos de pluriempleo, con el sueldo de la consulta de cupo no se comía todos los días—, se escuchó decir aquellas palabras, que, aunque le habían salido del alma, comprendía que habían sido fruto, quizá, de la ofuscación ante la imagen descrita y el dolor en la expresión de la mujer, entregada al cuidado de un padre exigente y despótico. El próximo día le pediría perdón por la ligereza del comentario.

Al día siguiente, cuando la vio entrar por la puerta, se preparó, rápido, para disculparse, temiendo una reclamación y / o una reprimenda por su comentario inoportuno. No se había sentado en la silla, cuando ella depositó encima de la mesa un paquete envuelto primorosamente en papel de regalo.

«Quería agradecerle sus palabras de ayer, me hicieron mucho bien, vivo con la culpa de ser una mala hija...». Y, sorbiéndose los mocos, se levantó y entre pucheros remató: «Me voy, que ya sabe lo que me espera».

Aguanté las ganas de abrir el paquete. Terminé la consulta, quizá un poco más rápido que de costumbre y, al fin solo, abrí el misterioso regalo. Era una botella de Chivas, la primera que me regalaban, pues el Chivas era en aquella época un lujo del contrabando canario, andorrano o, excepcionalmente, gibraltareño. Este tenía su precinto fiscal intacto, un gran regalo.

Dice Balint —nunca me cansaré de recomendar su lectura— que los médicos de cabecera tenemos habilidades empíricas, bien intencionadas, fortuitas, apenas verificadas por vía experimental y muy lejos de la asiduidad que confiere seguridad. Mi caso en esa y otras ocasiones.

Años más tarde descubrí la empatía. No sé si existía semejante concepto a mediados / finales de los ochenta, yo no lo conocía. Nadie durante la formación universitaria nos lo había explicado y mis tutores, en el hospital, tampoco lo habían mencionado. Y es que no solo hay que tener la actitud para detectar su indicación y comprender su significado, también y, no menos importante, hay que trasmitirla. En esa trasmisión se está confirmando el respeto, donde no hay juicios y se valida a la persona y, como en este caso, se normaliza una conducta o un pensamiento.

Los sufíes musulmanes, en el siglo XIII, defendían que uno de los nombres de Dios era «el Misericordioso». De la misericordia, uno de los principales atributos divinos, deviene la compasión, un sentimiento humano que se manifiesta desde el contacto y la comprensión del otro, un paso más allá de la empatía, donde se interviene en una acción de alivio, tratando de reducir, de eliminar por completo, la situación dolorosa. ¿Era eso compasión?

Cuando hablamos de empatía y de ser empático asumimos que debemos tener actitud y compromiso, pero, sobre todo, paciencia, pues el que tiene paciencia logrará lo que se proponga, sentenciaba Benjamin Franklin. Pero también es necesario tener coraje. En ocasiones abrimos la caja de Pandora y eso asusta, da miedo. El problema del miedo no es tenerlo, siguiendo a Mandela —Nelson—; al miedo hay que conquistarlo, ese es el triunfo.

¿Estamos dispuestos / preparados los médicos para este tipo de intervención?
¿Fue, básicamente, una casualidad que la intervención saliera bien?

LAS VERDADES

Todos sabemos en qué consiste la conspiración del silencio y lo malísima que es. La primera vez que escuché eso de «doctor no le diga nada: mi padre, mi madre, mi mujer o mi esposo no lo soportaría…», cerré los ojos, conspiré con los familiares de buena voluntad y abandoné a su falsa ignorancia a mi paciente. Error. Los enfermos saben o, al menos, intuyen la realidad; sobre todo, cuando es cruda.

¿Por qué compré el silencio que me pedían?

Tan importante como hacer algo es saber por qué lo haces. ¿Me daba miedo abrir la caja de Pandora? ¿A quién le gusta dar malas noticias? ¿Podría mirar a los ojos y decir la verdad? ¿Sería capaz de aguantar el silencio estruendoso tras la información ofrecida y, seguro, mal asimilada? ¿Es sensato mentir a quien en ti confía? ¿Ayuda en algo, a mi enfermo, la falsedad o el escurrirse por el camino fácil? ¿Puede la mentira consolar y generar esperanza? El estudio y el desempeño me ayudaron a ir encontrando respuestas. El miedo te acompaña y te hace prudente, «solo» hay que reconocerlo y controlarlo. Si pones atención y cuidado, podrás aplicar lo aprendido y eso ayudará al paciente. Se debe mirar a los ojos, sonreír, aunque sea tristemente. Una caricia, una carantoña siempre acompañan, y respetar los tiempos es un arte duro, pero tan gratificante…

Y surgieron, cómo no, nuevas preguntas. ¿Cómo llevar la contraria a los que más quieren al enfermo? ¿Cómo convencerlos de lo que va a ser mejor para su familiar? ¿Hasta dónde llegar en la información, cuándo parar? ¿La verdad, toda la verdad y nada más que la verdad? ¿Es razonable condenar a alguien al conocimiento que no quiere adquirir?La humildad es una buena compañera de camino, y en estos momentos más. No olvidemos que el miedo también los aterroriza a ellos y quieren cuidar, proteger a su ser querido. Si somos respetuosos, delicados, los ganaremos a nuestra causa, y ellos van a ser los cuidadores principales del paciente. Si desgranamos despacio la información, sin prisa, observando las reacciones del enfermo, sabremos el ritmo y la cantidad que podemos suministrar. Pensemos en él, preguntémosle lo que quiere saber y dejémosle claro que siempre estaremos a su disposición para cualquier cosa que desee saber. Recordemos que los protocolos son herramientas que nos hacen más eficaces, pero solo eso, herramientas, no objetivos terapéuticos, que en medicina hay modas y / o estrategias defensivas: legales o del ego.

Patient first.

LA VERDAD 1

Nunca supo cómo había llegado a ser huésped de aquel bicho. El caso era que el VHC[11], pues así lo llamaban, se había enseñoreado de su hígado y allí, en los hepatocitos, entre fábricas y almacenes de proteínas, produciendo sales biliares, activando o desactivando un sinfín de sustancias —buenas malas o regulares, legales o ilegales—, allí, pues, tan calentito, vivía el «okupa».

El diagnóstico supuso un disgusto grande, que duró poco. Era un hombre animoso y peleón. Hacía años unas toses, que le amargaban el caminar rápido, le habían obligado a cambiar el paquete de tabaco por la cajita de juanolas, que acomodó en el bolsillo que, alguna vez, cobijó el tiempo en sus chalecos clásicos.

La etiqueta con que adornaron su historia clínica llegaba acompañada de alguna prohibición: «Despídase del alcohol», le dijo el galeno, con ese tono que emplean cuando imponen un veto, entre la conmiseración del que condena injustamente y la vanidad de los que se saben obedecidos porque ellos tienen la verdad en sus papeles. Se quedó mudo. No era tan grave. Si al tabaco, al que tenía gran afición, le habían sustituido los pequeños rombos de regaliz, no sin problemas, encontraría alternativa al vino. Otro alcohol apenas probaba, pero desde que podía pagarlo el vino bueno acompañaba sus comidas. La segunda privación fue peor. «Y no podrá volver a donar sangre».Había sido orgulloso

---

[11] Virus de la Hepatitis C.

y apologista donante toda la vida y ahora le decían que podía haber trasmitido aquel veneno a todos los que había intentado ayudar desinteresadamente condenándolos a lo que a él le estaban advirtiendo.

Y en aquella fábrica química multiusos se alojó sin prisas, dispuesto a permanecer y multiplicarse, su primer VHC.

Él cumplió como siempre había hecho, con disciplina y tesón, sustituyó el sabor del vino por su olor y un suspiro, desterró las cajitas redondas por si acaso y vivió todo lo intensamente que pudo entre libros y notas musicales.

Un día la tos volvió para quedarse. Los dolores, que a la edad se achacaban, aumentaron y la piel, poco a poco, fue ajándose.

Los médicos volvieron a escudriñar cada rendija, estudiando cada cifra, cada imagen, necesitaban saber para traducir los síntomas a una etiqueta. Otra, una nueva, que a ellos diera seguridad y al paciente le proporcionara un nombre al que asociar un tratamiento. ¿Acaso no es eso lo que hace un médico? Le das unos síntomas, los agita convenientemente, les pone nombre y organiza una explicación que será coherente con el tratamiento que proponga.

El quintacolumnista vivió silente ni se sabe cuánto. Un día, sin previo aviso, sin declaración de guerra, envió sus ponzoñas. Embajadas dañinas que viajando de incógnito colonizaban más allá de sus fronteras.

Las primeras en aparecer fueron las pulmonares, unos nódulos bilaterales dieron constancia de ello. Al cerebro no habían llegado, pero los huesos… Media columna estaba invadida. Aquellos dolores etarios no eran tales, eran los satélites anidados.

De golpe todo pareció precipitarse: los dolores precisaban de morfina para sujetarse y eso lo estreñía y atontaba, la tos parecía algo controlada, aunque en ocasiones lo ahogaba, la alpargata en que se habían convertido su lengua y su boca le impedía hablar con cierta normalidad, cada vez que la analgesia dejaba un resquicio de lucidez. Todo él parecía consumido salvo el lado derecho de la tripa, que, pétrea, abombaba su abdomen.

Ya no pudo levantarse al sillón, ni pedía música o que le leyeran las noticias, somnoliento en la cama, discretamente incorporado y boqueante intentaba llevar a su interior la mayor porción de aire posible.

—No me voy a curar, ¿verdad, doctor?

—No, creo que no. Su proceso está muy avanzado y no sabemos curarlo. ¿Hay algo que le preocupe?

—Sí, ya lo habíamos hablado, pero le entendí que aún me quedaba por pelear. Creo que estoy fracasando y esta lucha la pierdo por momentos.

—No sé, yo diría que usted ha ganado un montón de batallas a su enfermedad, aunque la guerra siempre la gana la misma. La muerte. Trataremos de que esté lo más confortable posible, no escatimaremos esfuerzos…

—Bien, bien, estoy preparado, solo quería estar seguro.—

Cerró los ojos y pareció descansar.

Por la tarde un gesto delató un pico doloroso, le ofrecieron combatirlo con una dosis extra de morfina, pero la rehusó. Fue despidiéndose sin despedirse, con palabras dulces.

Esa noche, tras la última dosis, pidió un poco más, estaba agotado y quería descansar. Y así se durmió: tranquilo y en paz. La lucha carecía ya de sentido, la tenía perdida y pesaba tanto…

LA VERDAD 2

—Doctor, disculpe…

Se dirigió a él por ser el más accesible. Los demás, los mayores, habían salido en estampida de la habitación. Los médicos siempre tienen cosas muy importantes que hacer: diagnósticos que enunciar, tratamientos que adoptar, reuniones improrrogables para beneficio, por supuesto, de sus pacientes… Todo por el paciente, pero sin el paciente, puro «despotismo científico».

—Perdón…

Era el último en todo. Acababa de llegar, era alumno de Medicina y hacía solo tres días que su damero de prácticas lo había colocado en aquel servicio. Como le habían dejado bien claro, el alumno de tercero no era ni el culo del hospital, era el pedo. No tenía que hacer nada que no se le mandara —oír, ver y callar—, obedecer en cualquier cosa y, sobre todo, lo más importante, no molestar. Aquel día el jefe de servicio, uno de sus profesores, comandaba el grupo, supervisaba la planta y todos detrás de Él, asintiendo, tomando buena nota de sus comentarios e indicaciones: este a sesión; al 27 y al 32 me los dais el alta; a aquel, en cuanto estabilice a casa… Al vuelo de la bata los dos adjuntos y el residente mayor escoltados por las enfermeras y sus estudiantes, detrás de la tropa el residente de primer año y, su casi par, el estudiante de sexto. El último, el estudiante de tercero, armado de ilusiones y temores, con su cuaderno de notas y su fonendo, casi a estrenar, intentando osmotizar toda la ciencia que de allí emanaba.

—Ya sé, ya sé que los médicos no suelen decir estas cosas, pero es que yo necesito…

—No, si ya, es que yo… —Iba a decir que no soy nadie, pero en el último instante lo cambié por un—: Creo que le contestará mejor cualquier pregunta el doctor… —Y le dio el nombre del adjunto— o el doctor… —Y nombró al residente mayor. Una pregunta sencilla no era para el jefe.

—Mire, doctor —dijo remarcando el «doctor» para darle al jovencito valor y ganarse su respuesta—, yo necesito saber si me voy a morir de esta…

El pánico invadió al estudiante, pues una de las cosas que le había parecido entender es que la mujer lo tenía difícil, muy difícil.

—Es que, verá —continuó ella—, tengo dos sobrinas, mi única familia: una me visita a menudo y me echa una mano, yo ya estoy mayor, y la otra no viene ni a verme. Así que tengo, quiero hacer testamento…

—Claro, entiendo… —El grupo de batas blancas se había alejado por el pasillo, rumbo cada cual a su cubil—. No se preocupe, que hablaré con los doctores para que la informen adecuadamente.

Le hizo una carantoña en la mejilla, sonrió, en respuesta a la sonrisa dolorida que la paciente le regalaba y se dirigió a cumplir su promesa.

¿Debe decirse siempre toda la verdad?
¿Cómo sabremos en qué momento parar de informar?
¿El lenguaje bélico es correcto?
¿Nos preocupamos por saber qué es lo que los pacientes quieren saber?
¿Protocolizamos la información?

ENCUADRE[12]

Cuenta una leyenda, a lo peor cierta, que los coreanos, los del norte y los del sur, tardaron un año en ponerse de acuerdo en cómo debería ser la mesa y dónde debía sentarse cada delegación para firmar el armisticio y poner fin a la guerra. Un año de muertos, heridos, mutilados por una cuestión de forma.

Esto de las posiciones debe de ser importante. Recordad —y si no habéis visto la película aún, vedla— *El gran dictador*, una parodia sobre Hitler y su devenir nazi, en la cual Chaplin, que lo representa como Hinkel, va a tener un encuentro con su aliado Napaloni —Mussolini—, mucho más alto que él, y monta la escenografía situando su mesa y su sillón sobre un estrado y dos o tres escalones por debajo, a nivel del suelo, la butaca de su aliado, con una intención clara: Napaloni que se ve allá bajo mirando para arriba, incomodísimo, decide subir los escalones y sentarse en la mesa, mirando, así, desde arriba al líder de la doble cruz.

Llevan los estudiosos de esto que hemos venido en llamar comunicación, encuadre, proxémica un montón de tiempo sugiriendo que, para evitar la asimetría de la relación clínica, deberíamos orillar la mesa y sentarnos al lado del enfermo, hombro con hombro.

---

[12] Seleccionado en el **XXXII** Congreso de Comunicación y Salud, Zaragoza, 2023.

No quiero hacer de menos estos trabajos y estas ideas, ¡Dios me libre! Mi reflexión es más sencilla y de andar por casa. Veréis…

No hace mucho sufrí una intervención urgente de una hernia de disco, todo bien, pero, en la revisión, la neurocirujana me pidió que descubriera la cicatriz, que tras una sesuda inspección y palpación la satisfizo haciéndola sentir orgullosa de su trabajo.

A continuación, me mandó tumbar en la camilla, lo que hice con las dificultades habituales, quedándome al aire la tripa que no se podía ocultar bajo la camiseta arremangada para la inspección cicatricial, región de la que no me siento especialmente satisfecho por su geometría esférica, tan lejos del ideal social, y procedió a explorarme.

Una exploración estándar, fuerza, movilidad, sensibilidad, reflejos de mis miembros inferiores, durante la cual yo iba cumpliendo formal sus instrucciones: levanta, aprieta, para dentro, para fuera, por último pisa y retrae la punta de los pies. Bien.

Tras finalizar, dentro de la normalidad, me preguntó cómo me sentía, puesto que en apariencia todo estaba perfecto y seguía una evolución normal y satisfactoria. Referí ciertos síntomas que habían reaparecido tras la cirugía y que yo y ella habíamos atribuido a una posible estenosis de canal más baja. Insistió en delimitar la clínica, reinterrogó poco convencida, eran los síntomas que me habían hecho pedirle cita, la hernia no había sido una sospecha hasta la RMN y, desde su altura, a mis pies, procedió, afable, a regañarme: «No puedes andar tanto», «No puedes dormir boca abajo»…

Yo la escuchaba mal, la entendía regular, la mascarilla ha hecho mucho daño a los de hablar bajito o cavernoso. No podía apartar la mirada del desconchado techo con churretones incomprensibles, paneles descolocados, sucio, que me llevaba a hacer un paralelismo con las condiciones del entorno. Tampoco le veía los ojos, mi decúbito supino me obligaba a levantar, incómodo, la cabeza para visualizarla y sus consejos se perdían entre el techo y la desnudez de mi tripa.

Tras la exposición de mis miserias y las recomendaciones para limitar mis malos actos, la culpa de esos dolores parecía exclusivamente mía, pues la cirugía había salido de cine. Me mandó levantar. Lo hice y ocupé la silla frente a la mesa donde, ante mis preguntas, volvió a repetir su discurso.

Nadie me había avisado de lo que podía o no hacer, la única instrucción al alta fue la fecha de revisión, a las tres semanas, y que se trataba de andar, andar y andar, y que fuera pidiendo cita en rehabilitación.

La sensación de vuelta a casa era eso tan médico de atribuirnos los éxitos y culpar al enfermo por no hacer o hacer cosas de las que no advertimos como buenas o malas.

Me asaltó una certeza más incómoda. Yo también, desde esa posición de superioridad que da estar un metro por encima del paciente, había explicado los resultados de una exploración, la justificación de un malestar o un dolor franco, la sospecha de una patología benigna o no… sin plantearme la asimetría del momento.

¿Alguna vez nos hemos cuestionado si la posición de nuestro cuerpo con respecto al paciente puede influir en la recepción del mensaje emitido? ¿Con qué frecuencia condiciona nuestra naturalidad nuestro discurso y nuestra eficacia: términos, posiciones, la mesa, el ordenador…?

METÁFORAS

Era la tercera vez que acudía al médico en dos días. El día anterior había visitado el Centro de Salud sin cita, a primera hora de la mañana, la atendió el médico de interior, puesto que el suyo de tarde no tenía huecos en los próximos seis días, y tras ECG, TA, glucemia, saturación y la historia correspondiente había diagnosticado de vértigo benigno al cuadro de mareos que presentaba la paciente y prescrito un tratamiento *ad hoc*. Por la tarde noche había ido al hospital, en vista de que no mejoraba con las pastillas que le habían mandado por la mañana. Le habían hecho otro ECG, constantes, unos análisis elementales, y con el juicio clínico de vértigo a filiar[13] la habían mandado para casa con otras pastillas, pendiente de la valoración de su médico de cabecera para derivación o no al ORL.

Eran casi las 14 h cuando la hizo pasar. Un momento antes la enfermera había pasado con una tira de ECG y los datos de TA, glucemia y el comentario nada inocente de la historia reciente.

Fuera el día, como dentro, se había ido oscureciendo. Si había empezado luminoso y limpio, el trascurrir de la jornada lo había ido emplomeciendo. Se notaba cansado y le molestaba sobremanera que le citaran como urgencia a alguien que tenía su médico en diez minutos. Consciente de que la enferma no tenía la culpa, o sí, pero era la más frágil y por eso venía, respiró tres

---

[13] Vértigo pendiente de clasificación.

veces, trató de dejar aparcados los pensamientos negativos, que, sin querer queriendo, más por compincheo que por maldad, le había regalado a la enfermera, antes de invitarla a entrar.

Era una mujer de setenta y cinco años y venía acompañada por su hija. Tras los saludos de rigor la invitó a expresar sus cuitas. Un poco amoscada, con los brazos sujetando firme el bolso apretado contra el pecho, contó su periplo médico de las últimas treinta y seis horas. La escuchó sin intervenir. La experiencia y los libros le decían que cuando alguien venía tan mosqueado había que escuchar de un tirón con una reactividad bajísima. Funcionó. Los brazos aflojaron la presa sobre el bolso y el tronco se acercó claramente a la mesa en una inclinación solícita. Tanto que se atrevió con una broma, que acompañó con una sonrisa bajo la mascarilla que confiaba se tradujera en los ojos y alternando la mirada entre las dos personas sentadas frente a él: «Para que funcionaran con una sola toma, tendrían que ser pastillas de agua de Lourdes, ¿sabe?».

Aceptó la broma, y la hija también. A veces no solo hay que seducir al paciente, también al acompañante, y en ocasiones es más difícil, pues trae su propio diagnóstico, su fantasía, las palabras que quiere oír. Completó el interrogatorio, confirmando su aproximación diagnóstica, y antes de levantarse para explorar el cuello y los pares se atrevió con una *boutade:* «A toro pasado todos somos Manolete…».

Matizando que, tras los tres ECG, que descartaban patología cardiaca, la normalidad tensional, pese a las circunstancias, las glucemias cabales en distintos momentos y la opinión de otros tantos compañeros era más fácil.

Confirmó la gran contractura de los trapecios y postureó con la exploración de los pares y la ausencia de nistagmos. Se regodeó en el pinzamiento del vientre muscular y el dolor causado. En muchas ocasiones ir directo al punto doloroso da mucha potencia al diagnóstico, pues el mensaje que mandas y que recibe el paciente es: «Este tipo sabe lo que hace».

«¿Qué ha pasado en su vida en los últimos tiempos?», dijo mientras se sentaba en su sillón.

Lo preguntó de sopetón, después de confirmar que a él le parecía que era el cuello lo que causaba ese mareo como de beodo y, después de simular un regaño, por saber lo que era la marcha de borracha. La escucha y el humor habían logrado el objetivo. La pareja estaba relajada y dispuesta.

Se miraron madre e hija comprendiendo los matices de la pregunta y, sobre todo, de las respuestas.

El médico giró el tronco hacia la izquierda, acompañándolo del brazo derecho, que, flexionado por el codo con el dorso de la mano al frente, se dirigía al hombro siniestro como si fuera a darles un revés, a cruzarles la cara. Su gesto explicativo tuvo un efecto demoledor: las pacientes, sobre todo la mayor, respingaron defensivas en la silla, para inmediatamente comprender y reírse de su reacción.

«Los humanos nos contraemos cuando tenemos problemas, ¿saben? Los gatos se arquean, preparándose para atacar o huir, los perros hacen lo propio con orejas y rabo, nosotros nos tensamos. Cuando la vida viene dándonos, nos contraemos, lo primero el cuello y la espalda. Eso ocurre cuando se intuye un peligro, una agresión, como acaba de suceder». Dejé aflorar una sonrisa en los ojos y la boca.

Madre e hija estuvieron de acuerdo, desde hacía un tiempo todo eran problemas: Hacienda, la familia, la muerte del marido y padre... Sin duda era eso lo que la tenía tan mareada, no entendía cómo nadie antes lo había relacionado. Tomaría las pastillas, sin prisas, y se pondría el calor recomendado.

CALOR

Como todos los años, los telediarios abrían con la advertencia de calor extremo y concurso de récords, de mediciones estándares descompensadas. Cuando no había noticias que vender, se vendía el tiempo, igual que si de una conversación de ascensor se tratara. Era cierto, hacía calor, como siempre en julio o agosto en el hemisferio norte.

Desde bien temprano la temperatura difícilmente bajaba de los treinta grados centígrados y la noche no aliviaba la sofoquina de todo el día. Los aires acondicionados, los ventiladores y los humildes abanicos no descansaban; en ocasiones, hasta se complementaban.

Entró rubicundo y acelerado a la consulta, como con prisa. Acudía como urgente, pero el médico atendía primero a los que se habían tomado la molestia de cumplir con los trámites y solicitar asistencia, salvo que la demanda fuera de gravedad manifiesta. Y luego a los sin cita o mal denominados «urgentes». Lo recibió, como a todos, en la puerta y, como a todos, tras ofrecerle la mano, lo invitó a sentarse.

—Ramón, usted dirá, ¿en qué puedo ayudarle?

—Verá, doctor, es que sudo y me salen unas ronchas en la espalda que me pican una barbaridad. Con decirle que me tengo que frotar contra las farolas, como los osos.

El médico se inclinó hacia delante y, sin descomponerse ni pensar en los casi cuarenta grados que hacía detrás de los cristales de la ventana, continuó la anamnesis.

—¿Desde cuándo le ocurre?

—Ya hace unos días, pero como ayer y hoy…

—¿Ha habido algún cambio en su vida, alguna medicación nueva, sabemos de alguna enfermedad que padezca y se relacione con la sudoración…?

—No, no nada nuevo. Me pica y no puedo evitar rascarme.

—Si le he entendido bien, «desde hace un par de días presenta un picor irreductible que le obliga a rascarse frenético, incluso frotándose contra las farolas, y que no relaciona con nada nuevo en su alimentación en sus enfermedades o en sus medicaciones», ¿no?

—Sí, así es.

—Permítame verle las ronchas. En la espalda, me dijo.

Asintió mientras se levantaba de la silla y a la par la camisa, mostrando una espalda discretamente enrojecida con arañazos erráticos y discontinuos sin heridas.

Volvió a la silla detrás de la mesa y, dándole tiempo a acicalarse, el médico enhebró su discurso.

—Verá, creo que tiene una reacción alérgica…

—Sí, eso ha dicho mi mujer —dijo sonriente—. Dígame, doctor, ¿a qué? Alguna medicina, algún alimento…

—Me dijo que no había tomado nada nuevo…

—Quizá   estos   días   haya   abusado de los picantes. Me gustan mucho, ¿sabe?

—Creo que no, en principio yo le echaría la culpa a la sudamina, una sustancia que participa en la sudoración y que puede producir reacciones alergiformes.

—Claro, claro, pero ¿por qué sudo?

—A ver si van a ser los cuarenta grados que hace ahí fuera… —repuso el médico con una sonrisa nada agresiva que trató de controlar.

—¿Sí? Pero pica mucho… —insistió el otro.

—Habrá oído usted el dicho: «En el comer y el rascar todo está en empezar».

—Sí. —El paciente no salía de su asombro.

—Pues… ¿sabe lo que realmente me importa, y no sé si me preocupa? Su preocupación, que le ha hecho venir al Centro de Salud, pedir una cita urgente y esperar en la sala de espera para consultar por la sudoración en unos días donde lo raro y preocupante sería no sudar.

—No, no me parecía normal. Bueno, a mi mujer tampoco…

El médico prescribió un antihistamínico para los picores, agua fría o leche hidratante en la nevera para las zonas más pruriginosas y se quedó con la copla de: ¿sería tan demandante si la consulta costara doscientos euros? Si no había sabido llegar a la verdadera razón, ¿qué demonios pasaba en la sociedad que sudar cuando se derrite el asfalto por el sol agosteño o el aire sahariano nos lleva a la consulta de urgencias de un Centro de Salud?

Aquel agosto estaba siendo uno más. Aunque las consultas no eran terribles, las vacaciones del personal hacían que los que se quedaban defendiendo el fuerte no pararan ni un momento y el calor convertía las demandas en un desfile de gargantas irritadas por los aires acondicionados, mareos cinéticos por contracturas cervicales, las diarreas consabidas de la estación, las viriasis estivales de toda la vida, engalanadas con el temor y el rebrote del COVID y sus mil variantes… Vamos, lo de siempre. Entró a media mañana, como consulta urgente que no podía esperar a ser visitada por su médico.

—Mire, doctor, es que llevo once días de retraso, me he hecho tres o cuatro pruebas de embarazo y dan negativo y, además, usamos preservativo. —El médico aguantó el silencio invitando con un gesto a continuar el relato—. Y, claro, algo debe de andar mal.

Era una venezolana de treinta y pico años, de buen ver, arreglada, con el verbo grácil y fácil.

—¿Lo asocia con alguna otra cosa, dolor, hinchazón, plenitud mamaria…?

—No, no, solo que no me baja; bueno, y que no duermo…

—Bien, si solo es el retraso… —El doctor explica las múltiples razones de la amenorrea y su trascendencia, así como el momento en que habría que tomar medidas y consultar con el ginecólogo—. Me decía que no duerme… —No pudo evitar pensar que será la preocupación por ese supuesto embarazo, negado tres veces por la tecnología post-rana, la que le impedía el sueño, se resistía a pensar que le fuera a decir que no dormía por el calor—. Desde cuándo…

—No, no duermo desde hará por lo menos un mes y, además, tengo un dolor… —Señala con la mano derecha abierta desde la región retroauricular izquierda hasta el hombro—.

—¿Qué pasa en su vida? —preguntó el galeno con una sonrisa franca, a la que respondió una carcajada alegre y cantarina donde no asomaba ni una pequeña traza de preocupación.

—No me diga —comenzó, haciendo un esfuerzo por no volver a reír— que va a tener que ver con que me he echado una pareja nueva. —El médico arqueó las cejas y la invitó a seguir—.

Desde hace poco más o menos un mes —continuó ella— salgo con un hombre y estamos justo en la etapa de empalago de los descubrimientos.

—Y por pensar en él no duerme…

—No, si nos pasamos la noche hablando —dijo, riéndose.

—¿Por qué no disfrutar del placer conversacional? ¿En qué piensa, para no dormir…?

—Eso sí, me preocupa, ¿qué voy a hacer con mi hijo cuando vuelva de vacaciones? Ahora está con su padre.

—Eso se llama ansiedad anticipatoria. Cuando vuelva, ya verá. Por ahora, le voy a hacer una analítica de sangre para descartar ese embarazo rebelde, y si, como esperamos, se confirma su ausencia, observaremos la evolución.

E indicando los pasos a seguir para la analítica dio por cerrada la consulta. Se quedó incómodo. ¿Era una tomadura de pelo? ¿Alguien podía quejarse de insomnio por estar charlando con el novio? ¿Por qué no había indagado en su situación personal? ¿Había algo más debajo de aquella consulta?

Aquel agosto estaba siendo duro, el calor arreciaba como siempre, pero la sensación, dada la insistencia de los medios de comunicación en alertar a la población sobre las múltiples y terribles consecuencias de exponerse a las elevadas temperaturas, lo hacían más temible que los de toda la vida. Salir a las cuatro de la tarde era, casi, un acto suicida.

—Doctora, algo tendremos que hacer, esto no puede estar así. —Y, remangándose la camiseta, descubrió un brazo moreno hasta algo más del tercio superior y de un color blanquecino leche de la región más proximal—. El otro está igual. —Inicia movimientos semejantes hasta descubrir la otra extremidad.

La médico observaba asombrada, y sin dar crédito, el moreno «agromán»[14] que se le mostraba, para el que además se le pedía solución.

—Entiendo que ha estado tomando el sol.

—Sí, en el campo, el otro día, pero, fíjese qué desastre, no puedo estar así, ¿qué podemos hacer?

—Yo nada —lo miró incrédula—. Usted tomar el sol sin camiseta o utilizar una crema bronceadora. —Esbozó una sonrisa neutra—. Esto lo considera una enfermedad que le lleva a buscar solución en el médico en lugar de en el sentido común, si no lo entiendo mal... —Y dejó la reflexión en el aire.

Debe de ser el calor. Sabemos que aumenta la agresividad, hay más asesinatos y más violencia en épocas de altas temperaturas, pero ¿también más tontunas? Tal vez perdamos el norte de esta manera. Una compañera tiene la teoría de que con la elevación de la temperatura el cerebro se dilata e impacta con la cara interna del cráneo, provocando episodios psicóticos...

---

[14] AGROMAN es una empresa constructora española fundada en 1927. El «moreno agromán» hace referencia al que lucían los obreros, que, al pasar el día trabajando a pleno sol en camiseta, tenían la parte baja del brazo bien tostada, mientras que la superior estaba blanca.

CONVIVIENDO[15]

Yo la tuve precoz, me la tuvieron que provocar a los cuarenta y cinco, pero esa canción la tocaré en otro momento. Llevo más de doce años aguantando los caprichos del climaterio. El inicio fue lo peor, no por la transcendencia de los síntomas, si no por su debut inesperado.

Al principio fueron los sofocos. ¡Qué horror! Del pecho para arriba era un chorrear irregular, las noches eran terribles. Entre el no dormir, el insomnio fue de lo primero, y los calores… Mi marido, el pobre, parecía un preescolar estrenando guardería, no pasaba quince días sin mocos, tanto destapar y tapar lo mantenían con un catarro crónico intermitente.

Cómo sudaría que una vez, al principio, fue a morderme la raíz del pelo, me gustaba especialmente ese tipo de mordisquito, resbaló en la brillante superficie y me arreó un bocado en el hombro que no nos desgració a los dos de milagro.

¿Y el humor? ¡Madre mía! Siempre había sido bastante estable, y el declive hormonal me transmutó. De pronto habitaban en mí, al menos, dos personas antagónicas: la Dra. Jekyll y Miss Hyde, y algunas de sus primas… ¡Jesús!

---

[15] Admitido para el concurso del II Premio de Relatos Cortos de Humor Ella y el Abanico en torno a la Meno / Andropausia, 2015.

Aquello no era irritabilidad, era la desmesura andante. Explotaba furiosa y sin cambiar el compás me sumergía en un llanto inconsolable, igual de inexplicable. Era tal la labilidad... ¿Quién no se ha emocionado con el anuncio del Almendro volviendo en Navidad? Al que más y al que menos le falta alguien en esas fechas, pero que llores desconsolada con el anuncio de Don Limpio con su abuelita...

Por no hablar de los cambios físicos. Un día intentaba hacerme una idea de dónde colocar un espejo y me descubrí pareciendo Batman de alivio de luto. Se me cayó, prescindí del espejo y aguanté los siete años de mala suerte. O esa carne empeñada en precipitarse por encima de las rótulas. Por no hablar de los pavos y otras zonas más reservadas.

La libido, la libido es otra historia. De golpe, con todos estos descubrimientos, te empiezas a sentir vieja. El marido no ayuda. No entiende nada. Suele ser, también para ellos, su primer climaterio. Está un pelín harto de los catarros, de los accesos de mal humor, del llanto. No debes de estar nada apetecible, normal, con semejantes cambios... Así que empiezas a fijarte en los alrededores. Si todavía te piropean los trabajadores de la construcción, que han dejado de golpe de ser obreros / albañiles para convertirse en dignos empleados de un sector en continua expansión, algo es algo... En el curro, hay un compañero, más o menos de tu quinta, que cuando, desesperada, te levantas la mata de pelo, que aun conservas intacta, para abanicarte enérgica la nuca te pone ojitos. Nunca te había llamado la atención, ahora te hace gracia...

Con el paso del tiempo los primeros síntomas se estabilizan y aparecen otros: picores variados, por la sequedad tanto de la piel como de la vulva, la sequedad vaginal puede hacer doloroso el coito, que si ya no apetece mucho, si no corregimos el dolor...;

duele todo con una facilidad pasmosa; engordas mal; el vello te abandona, desprestigiando tu propia imagen, toda la vida dependiendo de la pelona[16] y ahora es él el que te abandona y tú te sientes una niña viejuna. Por no hablar de los salvaslip... ¡una ruina! Lo único es que una se va acostumbrando y no sufre tanto. Además, las otras, tus coetáneas, empiezan a «disfrutar» los mismos sinsabores de la evolución natural, y eso une mucho.

Si el primer abanico te lo regaló tu marido, en su único rasgo de comprensión ante tu nuevo estar, ahora intercambias abanicos con cierta familiaridad con tus nuevas amigas de sudores y picores.

Las climatéricas formamos una especie de secta donde trapicheamos con informaciones, trucos, confidencias... Todo vale.

Algunas se echan al monte y no quieren dejar pasar ningún autobús sin cogerlo, dicen aquello de «tiro que no tiras, tiro que no tiras».[17] Yo lo intenté. Tuve mala suerte.

A raíz de descubrir que, pese a mis redondeces y flacideces me seguían mirando, puse el cartel de accesible y me entraron. Los hombres siempre llegan si una quiere, otra cosa es que lleguen los que una quiere. Elegí con esmero. Lo planifiqué, quizá demasiado. Le hice creer que era él el que llevaba la voz cantante, como hacemos de toda la vida. Escogí ropa y maquillaje con cuidado, me aprovisioné de lubricante y preservativos y marché a mi cita. A mi primera cita clandestina postmenopáusica.

Fuimos a un apartamento. De esos por horas. Hubiera preferido un hotel, pero él mandaba. Un poco cutre. No estaba dispuesta

---

[16] Esteticista encargada de la depilación.
[17] Expresión coloquial española, que se refiere a no aprovechar las oportunidades o desperdiciar el momento.

a que me cortara el rollo, así que me propuse no fijarme en el decorado. Error. Eso fue lo malo. Me fijé en él.

Llevaba sucio el cuello de la camisa. Las uñas no estaban, como si dijéramos, en perfecto estado de revista. Mientras empezaba a acariciarme, me asaltó un pensamiento demoledor: «¿Se habría lavado las manos después de ir al baño la última vez?». Con este tipo de ideas en la cabeza no fui consciente de cómo me desnudaba ni de cuándo se desnudó. No podía dejar de pensar en el zoológico que llevaría incorporado en los dedos y en la boca, por no hablar de otras partes de su cuerpo.

Así que todo había acabado antes de empezar.

Llevo toda la vida con mi mujer, desde los dieciocho, y rondo los sesenta. Las hemos pasado de todos los colores y aquí seguimos. Aunque últimamente la cosa está rara.

Es cierto que ella, la pobre, desde la menopausia es otra, se ha vuelto más intransigente, más bronca, más difícil. Les echa la culpa a las hormonas, aunque… Hemos tenido un sexo razonable, dentro de las circunstancias, quizá menos frecuente de lo que yo hubiera deseado, pero ella, pese al climaterio, sigue siendo multiorgásmica, cuando nos ponemos nos ponemos. Pero nos ponemos poco.

Lo de las hormonas tiene gracia, ella, que solía acusar a los hombres, como concepto, de estar pensando siempre en lo Único y negaba nuestra dependencia hormonal, la malísima testosterona, ahora se ampara en su falta de estrógenos para justificarlo todo.

Yo llevo, en los últimos tiempos, una mala racha. Duermo mal y, posiblemente, eso me hace estar muy cansado, sin fuerzas, si no fuera porque he engordado, pese a no comer mucho, pensaría que tengo un cáncer o algo por el estilo; como un compañero del trabajo que, en cuatro días, sin fumar nada nunca, murió de un cáncer de pulmón.

Hace un par de años que uso viagra el día que hay jugada, ya no tengo ni ganas. Peino canas desde joven, pero ahora los testes cada vez son más reducidos y el vello más escaso, yo diría que me están creciendo las tetas. ¡Una ruina! Encima tengo sofocos, como los que tenía, y de vez en cuando tiene, mi esposa.

Estoy, además, un poco depre, blandito. Me emocionan las cosas más peregrinas, con deciros que no me atrevo a ver *Pretty Woman*, *Ghost*, *El guardaespaldas*… por si lloro, y eso que te garantizan un polvo. Claro que ahora me da un poquito igual.

Fui al médico a contarle esto y que, además, es verdad, me duele todo: la espalda, las caderas… Yo era de hacer ejercicio, ya ni de broma, que tengo la cabeza empanada. Me apañó con un análisis: que el tiroides estaba bien, que no había anemia, que el colesterol un poco alto, que hiciera dieta… Vamos, lo de siempre… Me dio cosa comentarle que no tenía ganas de sexo y que la viagra que me había recetado no funcionaba igual. A los médicos estas cosas no les interesan, te apañan con una receta y una palmadita.

Mi mujer no entiende lo que me pasa. Un día medio se mosqueó acusándome de tener un lío en el trabajo con alguna jovencita. «Pá líos estoy yo». Que si ya no le hacía proposiciones, que si tal, que si cual… para entenderla; cuando se las hacía un día sí y otro también era un pesado, cuando lo fui espaciando era mucho y después que si tengo un lío…

En el curro me siento torpe, los compis me echan una mano, aquellos a los que yo enseñé ahora me cuidan, está bien, pero no es eso. Además ¿con quién comentarlo? Las mujeres hablan con descaro y sin pudor de todo lo habido y por haber, pero los tíos no expresamos de nosotros más allá del equipo de nuestros

amores y todo lo más las ideas políticas con las que comulgamos.
Me gustaría poder hablar con alguien de esto, pero no veo opción.

¿Es fácil entender lo que no nos ha pasado?
¿Qué tal utilizar la literatura, el cine, el teatro para comprender lo difícilmente comprensible si no es desde la experiencia?

LA NOTICIA[18]

Las gotas se estrellaban una y otra vez contra el cristal de la ventana, la tormenta que venía fraguándose hacía unas horas se había desencadenado con toda la violencia del averno y parecía querer tragarse el mundo, que se desplomaba ante su arremetida.

Una luz azul, cenital, bañaba la habitación, confiriéndole una aséptica irrealidad; disfrazando sus contornos, succionando su personalidad, dejándola expuesta a cualquier hecatombe.

Las palabras sonaban tan lejanas, tan extrañas, que no le era posible comprenderlas. Enmascaradas en el martilleo de la furia del agua en los vidrios, que defendían la intimidad de la estancia, parecían perderse por las costuras de la razón.

Le escocían los ojos, pero no lo sabía. No sabía que desde su vida anterior no parpadeaba. Que sus párpados inmóviles permanecían abiertos, incapaces de cerrarse sobre sus ojos incrédulos. Su mirada espantada miraba sin ver, ciega ante la realidad apenas vislumbrada.

Había llegado inocente, sin ninguna prevención que la hubiera preparado para aquellas palabras. Parecía que aquellos instantes hubieran durado una vida.

Mientras trataba de entender lo que oía, su vida quedaba suspendida de un hilo. Surcaban su entendimiento, a fogonazos,

---

[18]   Admitido en el Concurso de Microrrelatos «Cáncer de Mama», 2015.

imágenes desperdigadas de su pasado, de sus sueños, de sus fantasías. Aparecían incoherentes ante ella.

La figura blanca, desdibujada, gesticulaba, movía los labios estérilmente. Ya no le veía, ni le escuchaba, no existía…

Aquellas palabras crueles le dieron un vuelco a su vida. Nada volvería a ser igual después de escucharlas: «Lo siento, tiene usted un cáncer de mama».

CIRCUNSTANCIA[19]

Tardó en reaccionar. La noticia la bloqueó. Durante unos días no fue capaz de pensar.

Le seguían sorprendiendo las imágenes que se habían fraguado en su cabeza, como fugadas de su memoria, nada más escuchar las fatídicas palabras: «cáncer de mama».

Eran destellos. Recuerdos. Fantasías. Un álbum de fotogramas de la película de su vida, sin orden ni concierto. Pura anarquía.

Su imagen en el espejo, después de la segunda o tercera menstruación, valorando satisfecha las colinas puntiagudas que comenzaban a emerger.

El hijo agarrado firme, mientras extraía la vida, de aquel pecho condenado.

Cuando, orgulloso, se erguía ante la mirada, que sentía de aprobación y deseo. O, al contrario, cuando, avergonzado, consciente de la concupiscencia ajena, hubiera querido desaparecer en el interior del tórax.

Una imagen nunca vista, fantaseada, al mostrarse saltarín, impúdico en la playa.

Eligiendo vestido, pendiente del efecto que el escote vertiginoso iba a causar.

---

[19] Admitido en el Concurso de Microrrelatos «Cáncer de Mama», 2015.

Aquella recreación de las guerreras del mar Negro, amputadas…

Todo el mundo había sido amable con ella, a veces pensaba que demasiado amable, como si el lazo rosa en lugar de despertar solidaridad activase la lástima.

Los sanitarios, todos: médicos, enfermeras, auxiliares psicólogos… profesionalmente cariñosos. Las amigas, condescendientes. El marido, un brazo de mar. Los hijos, curiosos y preocupados.

Ella, una vez asumida la situación, creía haberlo hecho bien. Enfrentando la nueva etapa, desde la peluca para la quimio al control de las páginas web sobre afectadas.

No iba a consentir que una circunstancia tumbara su vida.

¿Preguntamos a los pacientes cómo se sienten tras el diagnóstico?

EL PRIMER PIROPO[20]

Tenía noventa y cinco o noventa y seis mil años. Con las hechuras propias de su generación, bajita, redondeada en origen, ahora enhebraba una arruga con otra. Hasta el nombre era el común de su época: Antonia, un nombre de lo más frecuente entre las mujeres de más de ochenta años, que luego ha ido desapareciendo hasta perderse en los tiempos que corren y volverse excepcional o extinguido.

El pecho que, antes de la lactancia, lucía bravo y orgulloso, en la actualidad colgaba famélico, cobijado en un sujetador que le bailaba burlón. Las caderas, de un solo hombre, que habían albergado cuatro retoños y una vida que se frustró, ahora se bamboleaban equilibrantes, al compás de la artrosis, no exactamente igual que antaño, pero le daban un servicio aceptable, engalanado, eso sí, de dolores más o menos intermitentes de intensidad variable en función de esfuerzos, excesos y variaciones barométricas, que con su amigo el paracetamol medio engañaba. Los dolores llegaban, con los años, asidos de la mano.

Lo peor era lo cardiopulmonar. El pulmón, nieto de una enfermedad de la época, la siempre presente y temida tuberculosis, en ella no diagnosticada aunque creía haber tenido una pleuresía

---

[20] Seleccionado en el XXXII Congreso de Comunicación y Salud, Zaragoza, 2023.

que había dejado su rastro y recuerdo en las placas de tórax, la obligaba a utilizar por mor de las secuelas y los años un broncodilatador que manejaba con asombrosa habilidad. El corazón reinaba en la fatiga, que la limitaba sobremanera, insuficiente, con disnea[21] permanente que, en ocasiones, la inmovilizaba, y un ritmo propio y anárquico que requería pastillas, como las de la tensión arterial, que bailaba para arriba y para abajo.

Sin duda, lo mejor la cabeza, lúcida, despierta, nada afectada por el calendario y atenta al mundo. Desde que se había aprobado la ley de la eutanasia en cada visita la solicitaba.

—¿Cómo me ve? —preguntó, mientras trataba de conjugar los botones de la blusa. De su acompañante, que pasaba de los setenta, nunca se supo si era familia cercana o lejana, amiga o vecina de toda la vida o de nuevo cuño, pero en cada visita cumplía el ritual de atusarla después de la exploración. Tras el ajuste farmacológico, la paciente presentaba una discreta mejoría, que podía apreciarse en la auscultación y la disminución de la fóvea maleolar[22].

—Un poquito mejor, pero poquito…

—Sí, me he sentido algo mejor. —Era un algo mejor de esos con los que los enfermos intentan animar al médico. «¡Con lo que se esfuerza el pobre!», piensan.

—Vamos a seguir con la pastilla entera y, como sé que le gusta venir por aquí, nos veremos en quince días.

—¡Vaya! —Sigo con las meadas, me tienen harta —farfulló, antes de iniciar la queja permanente—. Si lo que no sé es por qué no se acuerda Dios de mí.—A eso, ya sabe, no sé responderle. No tengo buena comunicación con el de arriba, está muy alto para mí.

---

[21] Falta de aire.

[22] Edema que al comprimir con el dedo deja una depresión durante unos segundos.

—Si yo aquí ya... ¿para qué estoy? —se preguntó, retórica—. No valgo para nada y nada puedo hacer, enseguida me agoto.

Peroró de seguido, en su línea, para terminar pidiendo, una vez más, la eutanasia, que se le volvió a negar por falta de condiciones y ella aceptó cariacontecida. No pensaba el médico que fuera una petición absoluta ni un postureo, tan solo cansancio.

—Antonia, le voy a poner deberes.

—¿A mí? —exclamó sorprendida.

—Sí, a usted. Salvo que no quiera, claro.

—¿Qué quiere? A ver...

—¿Qué tal escribe? —Le miró las manos, firmes.

—Bien, ¿por...?

—Porque quiero que me escriba, y me lo traiga el próximo día, cinco recuerdos buenos de su vida.

Ella se quedó pensando mientras asentía con la cabeza.

Con la petición se dio por terminada la entrevista. Antonia se incorporó con dificultad y se dirigió, despacio, hacia la puerta. Antes de que el médico le abriera, encarándole, le espetó:

—Tengo cuatro bisnietos.

—Estoy seguro de que eso fue un gran momento, pero no valen por cuatro recuerdos —dijo el médico sonriendo bajo la mascarilla y con los ojos.

—Dos, los de mi nieta, están en Australia.

—¡Vaya! Qué a trasmano.

—Los otros dos, uno de cada nieto, andan por aquí.

Se iba ya, cruzado el dintel del pasillo, dándole vueltas a los deberes recién impuestos, cuando el médico, cogiéndole cariñoso del hombro y agachándose hasta su oído, le propuso:

—¿Recuerda el primer piropo?

—¡El primer piropo! —exclamó desconcertada con una sonrisa floreciendo en sus labios al albur de la memoria que traía aquel momento de su vida—. ¡Qué cosas tiene este hombre!

Esperaba, el galeno, ahuyentar, por unos instantes, el fantasma de la apatía y el deterioro.

Formal, cumplidora, puntual, como siempre, allí estaba. Sentada en la sala de espera, recatada, con su acompañante habitual, había ido avanzando posiciones: tres pacientes antes de su turno, estaba sentada en un lateral de la sala; cuando le tocaba, justo enfrente de la puerta, esperando, paciente, la llamada del médico.

—Antonia, pasen, hagan el favor —llamó él, sonriendo y mostrando con la mano las sillas ante la mesa.

Se levantó como siempre y como nunca, hacía tiempo que la entrada no iba adornada de una sonrisa.

La entrevista trascurrió dentro de la normalidad, estaba mejor, la auscultación así lo confirmó, como la disminución de las fóveas, casi inexistentes, lo que llevó al médico a proponer disminuir la dosis de diurético.

—¡Qué bien!—¿Se encuentra mejor, no?

—Sí, ya le digo. —Este mejor no había sido el «poquito mejor» condescendiente y afectuoso de otras veces, ni lo había apostillado con el consabido y quejumbroso «es un rollo, todo el día haciendo pis».

El doctor anotó, breve, en la historia el ajuste de dosis y, mirándola a los ojos, preguntó:

—Bueno... Y los deberes, ¿qué?

Quiso disimular su alegría, pero, enseguida, claudicó y, sonriendo como nunca, rebuscó, en la sempiterna bolsa del Corte Inglés, un papeluco garabateado, entremezclado con los habituales. Esas bolsas que traen muchas enfermas, también algún varón, aunque ellos son más de carpetas, que guardan, celosas, su biopatografía de pruebas, junto al tique del súper o la lista de la compra.

Leyó lo escrito en la cuartillita, casi octava, con picardía en la voz, en la mirada y en los labios.

Una falsa modestia, no disimulada, tejió el parlamento.

—Nadie me dijo nunca nada, salvo mi marido. —Sin embargo, la sonrisa y el paralenguaje desmentían lo aseverado—. Un gallego listo, que decía que era la más guapa del mundo. Era normal, toda la vida trabajando.

Contó que había sido taquimecanógrafa en un despacho de abogados, allí cerca, que habían trabajado como bestias, pero que había logrado dar carrera a los chicos… Algunas de las cosas relatadas ya las había contado. Estaba orgullosa de cómo, a base de sudor, habían sacado adelante a la prole. La diferencia estribaba en su manera de narrarlo y en el brillo de sus ojos.

El tiempo vencía y otros pacientes esperaban, así que repitió, cómplice, la bajada de dosis y la citó a control en dos semanas. Tras felicitarla por la mejoría y lo escrito la despidió en la puerta no sin antes encargarle más deberes.

—El próximo día recuerdos de esos que solo se pueden contar a los nietos…

Allí estaba, a su hora, sentada tan cabal en la silla que enfrentaba la puerta con su guardabolsas al lado. Se repitió el eterno rito de nombrar e invitar a sentarse, al paciente y al acompañante si lo hubiera, mostrando sonriente las sillas. Inició la entrevista con el hipocrático «¿cómo está?». Y procedió a explorar esos crepitantes[23] en bases, en franca retirada, y la normalización de los tobillos y los pies, a dosis mínima de diurético.

—Si sigue así, podremos retirar lo de hacer pis y espaciar citas.

Antonia asentía, satisfecha y sonriente, esperando ser interpelada por «los deberes», cuando se le pidieron cuentas.

—¿Sabe?, creo que ya le he dicho que era taquimecanógrafa con unos abogados, ahí en el 34, que nunca me dieron de alta en la Seguridad Social, quien hace la ley hace la trampa, así que solo cobro la pensión de viuda. Bajaba todos los días desde la glorieta por esta acera y todos los días un guardia civil me decía lo bonitas que eran mis piernas. Un día se me encaró y me dijo: «De hoy no pasa que le pida de tomarnos luego un café o lo que quiera», y yo le contesté: «Vale, se lo preguntaré a mi marido», y el guardia exclamó: «¡No me diga que está casada! He llegado tarde…».

Y la risa se le desbordaba de la boca, como a mí y a la compañía, en su caso más menguada, pues era claro que conocía la anécdota.

Se despidieron con el control en tres semanas y el encargo de escribir a los nietos, para que conocieran de dónde venían.

Por segunda visita consecutiva no había mencionado el «¿para qué seguir aquí?, ¿por qué no me llevará Dios?». La llamada del Altísimo y la eutanasia pasaron a segundo plano, tenía encargos que cumplir.

¿Romper las ideas preconcebidas, sacar al paciente de su zona de confort, puede resultar útil?

---

[23] Ruidos respiratorios anormales que se escuchan en los pulmones generalmente en la inspiración, frecuente en insuficiencia cardiaca y que asemejan al pisar de la nieve.

ARGENTINA[24]

Era una mujer mínima, no alcanzaría el uno cincuenta, y vestida, con dificultad, los cuarenta y cinco kilos de peso. Destacaba la cabeza, pues si el cuerpo, escaso, era proporcionado, la cabeza, coronada de abundantes cabellos rizados, tenía un volumen que contrastaba con el resto. Albergaba el cráneo necesario para la mente que allí se resguardaba.

Era argentina y ejercía como tal. Años de psicoanálisis le permitían identificar sabiamente las manifestaciones clínicas que la defendían. Había asombrado a su médico al correlacionar su ingreso en la UVI por una grave crisis asmática, irreductible con terapia inhalada y oral, con la presencia de un invitado, impuesto por la generosidad de su marido, en el domicilio familiar.

Entró dubitativa, con el tono de la duda colgado de cada palabra. Eran tiempos post-COVID, al menos eso era lo que todo el mundo deseaba, dejar atrás al bicho y normalizar, en lo posible, la vida. Vida estancada y truncada en los duros días de la pandemia. Tras las cortesías de rigor, tantos meses sin verse, entró en el motivo de consulta.

Sin sentarse, con las manos apoyadas en el respaldo de la silla, relató las razones de su presencia allí. Si estaba mucho tiempo

---

[24] Seleccionado en el XXXI Congreso de Comunicación y Salud, San Lorenzo del Escorial, Madrid, 2022. Publicado en docTutor en junio de 2021.

en pie, un dolor muy poderoso se adueñaba de su ingle izquierda, descubriendo un gran «bulto» que desaparecía al tumbarse y al obsequiarlo con un discreto masaje reductor. Recordó que ella había estado herniada, y operada, de un proceso similar en el lado derecho. El diagnóstico parecía claro.

El médico no reparó en que las manos, que en otras ocasiones bailaban al son de las palabras, no habían soltado el respaldo ni en los nudillos blancos que gritaban su esfuerzo. Así como tampoco en que declarando el dolor que le producía mantenerse en pie no se hubiera sentado. Sin duda, la perspectiva de mostrar al estudiante una hernia inguinal y su exploración le nubló los detalles.

Completó la anamnesis, protocolario, con las ideas claras sobre los pasos a desarrollar. Desoyó la relajación de esfínteres que desde hacía un par de meses la acompañaba, casi al tiempo que la hernia: «Como es tan difícil conseguir cita», apostilló, mientras, siguiendo la invitación del galeno, se acercaba con pasos cortos hacia la camilla.

Continuó el trayecto al tiempo que los «expertos», adjunto y aprendiz, enfundaban en látex sus manos, escuchando sin suficiente atención, cómo el dolor se agravaba, en ocasiones, con los esfuerzos y cómo estos le provocaban una relajación del esfínter anal que le creaba situaciones muy incómodas. Que los dolores y su repercusión le estaban afectando, muchísimo, a su vida social…

Parada ante la camilla oyó las instrucciones y azorada, sin escuchar, giró sobre sí misma, torpe, con dificultad. Al fin, frente a ambos observadores, se deslizó el pantalón hasta medio muslo.

Ninguno de los dos observó el carmín de las mejillas y, sin duda, lo hubieran atribuido al momento exploratorio. Hacía dos consultas, la paciente se había despedido pudorosa, con una risilla nerviosa y avergonzada, comentando entre dientes que solo su difunto marido le había visto sus partes y hoy… «¡hasta el chico!».

El profesor explicó lo que iban a hacer al alumno y a la enferma. Primero la explorarían de pie para favorecer la protrusión descrita y luego en decúbito para valorar el Valsalva[25] y delimitar el anillo inguinal.

Con la cinturilla del pantalón abrazando los escuálidos muslos, la bombacha menstrual sufrió el estiramiento desesperado de la paciente intentando descubrir la ingle profanada. La imagen grotesca no alertó al médico y le pidió que se descubriera, arriando la prenda interior.

Vacilante, ella descubrió su secreto: el recto había traicionado el esfínter anal y su contenido yacía en el periné de tela, ofendiendo el orgullo, la vista y el olfato.

Realizó la exploración sin descomponerse, aparentemente. Ayudó a la enferma, tras elevar la braga, a tumbarse y completaron las maniobras previstas. El médico husmeó, en uno de los armarios, en busca de un pañal de propaganda para facilitarle algo de protección del baño a casa. Ella agradeció el gesto, él pensaba en que lo que le daba era una talla extragrande, de máxima capacidad, de noche. «Le va a llegar hasta el cuello», pensó mientras rellenaba el parte de interconsulta de la hernia a la espera de valorar si tenía que ver con la incontinencia sobrevenida.

Como en tantas ocasiones la premura de la consulta relegó a un recoveco del consciente, a trasmano, la escena y la situación vivida con la paciente. ¿Al darse la vuelta, para buscar el pañal, la había abandonado a su vergüenza? Su interés y afán de mostrar

---

[25] Técnica exploratoria que aumenta la presión tracoabdominal, muy utilizada en la exploración de hernias inguinales.

la hernia al estudiante le habían hecho desatender el relato de la incontinencia y, consecuentemente, la habían expuesto al sofoco de un mal rato.

Intentaría que no volviera a suceder.

El duermevela es un momento mágico, donde, en ocasiones, resolvemos acertijos y misterios, donde programamos nuestro futuro o aventamos nuestro pasado. Esa noche la paciente se adueñó de ese espacio con todo su pudor a cuestas, desvelando las vergüenzas del médico y ayudando a cerrar ese episodio con la toma de una decisión.

Antes de marcar visualizó la conversación que iba a tener lugar en cuanto ella descolgara el auricular o arrastrara el simbolito verde de la llamada entrante. Marcó y respiró profundamente, dos, tres veces, acompañando los tonos.

Tras los protocolarios saludos entró en materia:—¿Cómo está, Alejandra?

—Mejor, bastante mejor…

—¿Tiene el código nacional[26] que le pedí para los protectores?—Sí, sí. Se lo dicto…

Anotó los seis números y tragó saliva.

—Quería disculparme, creo que el otro día la abandoné a su vergüenza, no puedo ni imaginar cómo se sintió…

—¡Por Dios, no! Es verdad que creo que en mi vida me había sentido tan abochornada, pero, gracias a usted, que me lo hizo tan fácil, me recuperé, y su idea de los pañales me ha ayudado.

La conversación giraba entre agradecimientos sentidos y disculpas sinceras.

---

[26] Número de registro que identifica cada una de las presentaciones de un medicamento.

—¿Sabe?, iba con mucho miedo, me tiene obsesionada el colesterol y cuando me explicó los resultados me tranquilizaron mucho sus palabras…

El médico había olvidado, completamente, el inicio de la entrevista y la devolución de los resultados, todo el recuerdo se centraba en la hernia y la sensación de huida y abandono experimentada.

—… de hecho, desde el otro día estoy mejor, se me escapa menos. También el pañal, no se me había ocurrido, me da seguridad. Lo he pasado muy mal…

—Claro —dijo él acompañando sus palabras con un «hmmm» profundo—, no me extraña. Quizá igual que el asma se asocia con esa frustración de la libertad, con esa ansia de aire fresco, estaba pensando que la tripa se relaciona con la rabia, la duda, la incertidumbre, el miedo, la vergüenza…

—No me siento enfadada, pero sí es verdad que el COVID me ha vuelto «preocupona». Todo me da mucho miedo… El no poder contar con el médico me deja desamparada, ya ve qué tontería, el no controlar los resultados… Con lo que me he esforzado con la dieta me aterraba que no hubiera reducido el colesterol.

Se despidieron, cariñosos los dos, el médico más que satisfecho con la conversación, haciendo honor a una vieja máxima, que siempre recomendaba a sus estudiantes: «Cuando creas que has metido la pata, ¡sácala! Así no te la romperás».

¿Somos conscientes de la necesidad de «limpiar» nuestro pensamiento entre pacientes para que los previos no interfieran en los posteriores?

Si hubiera prestado más atención al lenguaje corporal ¿habría salvaguardado el pudor de la paciente?

Una escucha activa, sin interferencias, ¿habría evitado la situación? ¿Le ha faltado al médico estar presente, estar atento al discurso de la paciente?

¿Tendría un significado inconsciente, como en el asma, aquella manifestación de descontrol, miedo y esfínter?

VE DESPACIO SI TIENES PRISA

Desde que empezara la pandemia el trabajo daba poco cuartel. Sin treguas de recuperación, era difícil mantener el tipo. No había faltado ni un día por enfermedad, tan solo los correspondientes a sus vacaciones y moscosos y aún se le debían del año anterior unos cuantos. Ese lunes había empezado a trabajar un par de horas antes de su turno, la reunión de las 14 h y entrar de guardia a partir de las 18 h le hacían prever dificultades para terminar la agenda telefónica y sus presenciales, amén de los sin cita-indemorables que surgieran.

Faltaban poco más de quince minutos para terminar la guardia. Estaba cansado. El paciente entró en la consulta con la angustia en la mirada y el verbo acelerado. Refería una clínica de «cefalea de tensión» clara, de cuarenta días de evolución, que descartaba, *a priori,* la necesidad de intervención urgente e indemorable.

Mientras escuchaba el discurso del enfermo, su cabeza recogía los datos y confirmaba su hipótesis diagnóstica. Era tarde y tenía ganas de cerrar la jornada. Había empezado el interrogatorio tomándole la tensión arterial, 175/100 parpadeaba el aparato. Podía programar un electro para el día siguiente, una analítica e, incluso, una interconsulta con el neurólogo, terminando la faena de aliño con un tratamiento estándar para la cefalea.

Al completar la anamnesis dirigida, la pregunta clave de «a qué lo atribuye», de Hipócrates, sembró unos instantes de silencio y vacilación, superados los cuales se desató una catarata de posibilidades. Escuchaba sin perderle la mirada al enfermo cuando recordó que, si tratas de abreviar una entrevista por la razón que sea —cansancio, la sala de espera saturada...—, el paciente suele requerir el triple de atención a la larga, así que no solo no ahorras tiempo si no que prolongas el sufrimiento y, posiblemente, la sintomatología, amén de aumentar tu insatisfacción.

Respiró hondo de un modo imperceptible, esbozó una sonrisa, que esperaba se trasladara a los ojos, y se dispuso a optimizar la escucha.

La cascada se desbordó en los ojos y alguna lágrima escapó de su recinto. La mirada había cambiado, el tono se había vuelto más sosegado. Volvió a tomar la tensión, al preparar el manquito explicaba con tono suave el porqué del dolor, de la situación. Los números brillantes marcaron un 145/85. El valor añadido de la toma era que el paciente visualizara el cambio efectuado en unos pocos minutos. Necesitaba desahogar penas, miedos. Necesitaba liberar su angustia, sentirse acompañado en su sufrir, aunque no fuera COVID.

Decidió programarle una llamada de control y seguimiento en cuarenta y ocho horas con su médico de cabecera. Escribió en la historia la intervención y sus impresiones para el compañero.

No era la hora cuando lo despidió en la puerta.

Completó la historia, se sintió menos cansado. A veces, el deber cumplido, el trabajo bien hecho aligeran la carga laboral y emocional.

¿Somos capaces de parar a «mirarnos» un momento?

LA DECISIÓN[27]

«Tengo que tomar una decisión. Si no lo hago enseguida, pronto será demasiado tarde. Lo de ayer, ¿o fue antes de ayer? Sí, ayer, ha sido un aviso. ¡Tropezar con una rayuela de tiza en la acera…!».

La habitación llena de luz se apaga cuando una nube oculta el mediodía. El brazo queda suspendido camino de la lamparita, rumiando el mismo pensamiento, la misma culpa. Ese arrastrar la vida tras los pies torpes y rígidos le desespera. No siempre es consciente del deterioro, de su realidad, pero cuando brilla algún rastro de su pasado y el presente se hace nítido… entra en el bucle de la decisión a tomar.

La hija va y viene. Ve su imagen nítida y dialoga solitario. Se deshace como el vaho que exhala caminando en una tarde de invierno.

Recordaba vagamente haber ido al médico. Recordaba vagamente que le habían mandado a un especialista de la cabeza, de los nervios…

«¿Cómo se llamaba…? ¡Malditas palabras!».

Las palabras, traviesas, se le esconden. Se le escurren por los bordes, como el agua se precipita entre los dedos; las palabras se escapan de la lengua o se quedan atrapadas en la punta sin poder ser pronunciadas.

---

[27] Admitido en el Congreso de la Sociedad Española de Neurología, 2016.

«¿Cómo se llaman los médicos de los nervios? No eran psiquiatras, esos son de los locos. No son neumólogos, esos son, esos son… Bueno ¡no sé de qué demonios son!, pero no son neumólogos… Son…».

La frente se frunce débilmente, los ojos se achican y la barbilla tiembla acompañando a la mano, que se estremece como si el hielo calara hasta los huesos. La rabia le sube por la garganta hasta explotar en la boca apretada sin salida ni solución. Le ahoga.

No encontrar la palabra que busca le desquicia. Torna su carácter afable, bondadoso y comprensivo en un leviatán intransigente y áspero, de genio fácil y exabrupto pronto.

Los dolores de cabeza de antaño y los despistes de ahora le llevan a su médico. Su memoria errática brinca de un recuerdo a otro sin ton ni son. Esquivando, las más de las veces, los buscados y recreando como auténticos sueños, pensamientos o fantasmas que deberían yacer enterrados. La cabeza le duele día sí y día también. Los despistes, como se descuidara, lo perderían en su casa. Después de las preguntas de rigor y examinarle despacio, el de cabecera le dijo: «Haremos unos análisis y, aunque solo parece un poco de estrés, asociado a la reciente jubilación, le preguntaremos su opinión al neurólogo… ¿qué le parece?». «Eso es: el NEURÓLOGO». Acababa de recordar todo, palabra y motivo… y lo callado.

El café se escurría por la comisura de la boca mal cerrada. El informativo llenaba el aire con sus noticias de siempre, vendidas con novedades de ultimísima hora, los políticos y políticas hablaban de ellos y ellas, de vosotros y vosotras… Algún día, pensó, dirán taxistas y taxistos, electricistas y electricistos, pediatras y pediatros… Oía la voz radiofónica sin prestarle atención, enrocado en sus detalles.

«Tengo una cita, que no se me olvide. ¿Debería comentarle lo de la niña? ¿Y lo del olfato?».

Intentó hacer una lista con las cosas que debía contarle al especialista. La letra cada vez más menuda y apretada se arrejuntaba como si el folio fuera un papel de fumar.

«La pensión me está volviendo tacaño hasta en la escritura, cada vez me sale la letra más chica y peor».

En la radio seguían con sus letanías políticas: «... los ciudadanos y las ciudadanas, los compañeros y las compañeras, los candidatos y las candidatas...». No recordaba la hora de la cita. Los pies le llevaron al edificio. Comenzó a subir los escalones de uno en uno, con trabajo. Primero el derecho y luego, con un esfuerzo importante, el izquierdo lo alcanzaría, juntos se plantearían el siguiente peldaño, una vez más uno y luego el otro, asido con su mano derecha a la barandilla, que circunvalaba el tramo. Sin poder explicarse por qué despreciaba el ascensor colindante.

«¿Será hombre o mujer? ¿Importa? ¿Me importa? Neurólogo o neuróloga».

Un rictus de sarcasmo le adornó la cara mientras la mano se hizo presente.

«Neurólogo, neuróloga... ¡Cómo quema la condenada!». Siente la baranda como lija ardiente, le quema los dedos y un imán invisible le impide soltarse. Trata de acelerar el lento ascender para llegar cuanto antes al descansillo y liberar la mano mártir.

«Que no se me olvide nada. Neurólogo, neuróloga, neurólogo...».

Apretaba cada vez más fuerte el papel memoria en el bolsillo izquierdo de la chaqueta. Por fin alcanzó su objetivo. Su tronco y su cabeza adelantados precedían a sus piernas, que, ancladas en sus pies, reptaban por las baldosas del piso. Parecía querer llegar al destino con la cabeza dejando en origen el culo. Mientras se soplaba esperanzado la mano dolida, un joven rubio con bata blanca que se cruzó con él en el pasillo le sonrió con afabilidad.

«¿Lo conozco? Que no se me olvide nada. Lo de las migrañas, lo de la memoria, lo de... "La educación es un derecho de todos y todas...", "... morenos y morenas...", "La salud no es exclusiva competencia de médicos y médicas...", ¿Quién era el rubio? ».

Los mantras del momento le invadían, entremezclándose con sus esfuerzos.

«... los olores, sí. Los y las pacientes con migraña prefieren a sus neurólogos o neurólogas rubios o rubias. Sí, mejor neuróloga y rubia».

La fragancia le estalló en la cabeza y el corazón. Volvía a oler el cabello de su hija recién lavado. Como cuando de niña la duchaba. Y, tras envolver su cuerpo en la toalla para secarla, le besaba las húmedas guedejas. Inspiró hondo llenándose los pulmones de aire y felicidad. Estaba allí. Seguro.

El bullicio en la sala de espera casi le impide verla. Sentada en una esquina, ¡tan lejos y tan cerca!, leía con su sonrisa de siempre y las gafitas resbalándose por la naricilla respingona.

«¡Mi Reina! Estás ahí, espera...».

Sus labios se curvaban al alza en un gesto imposible, y sus piernas, desobedientes, se negaban a acelerar el paso para abrazarla. Tres personas se cruzaron ante él. Entre aspavientos y risas le bloquearon rumbo y vista. Al recuperar el horizonte perdido el mundo se tragó su alegría. No estaba. Aun podía aspirar el tenue aroma de su pelo...

«Te has vuelto a ir... No lo entiendo... ¿No me has visto? ¿Dónde has ido?».

Miró a los lados, buscando. Trató de avanzar rápido, pero sus músculos no parecían tener prisa. Al fin consiguió dar el primer paso, al que siguieron todos los demás por el primer pasillo que vio. Los ojos abiertos como platos expectantes, la saliva huyendo marchita de su boca, la marcha tambaleante, el corazón herido… Las palabras huidas apenas se formaban, se diluían.

«¡Reina! ¡Susana! ¡Hija!, ¿dónde estás?».

Los pasos le devolvieron a la calle y el instinto le encaminó a su casa. Los puños se cerraban airados gritando de desesperación y rabia…

«¿Susana no había muerto?».

¿Cómo afrontamos en consulta las demencias?

EL REALISMO MÁGICO EN LOS TIEMPOS DEL COVID[28]

Si el realismo mágico no fuera un movimiento pictórico y literario, ella sería su arquetipo. Nacida en Colombia, como no podía ser de otra manera, malvivió en una casa familiar, poco entrañable y con dudas sobre sus bondades amorosas. Nunca estuvo claro por qué profesó, si por el trato familiar o por la llamada divina. La clausura de un convento, durante un tiempo, la cobijó de las jaurías externas; entre rezos, males y huertas pasaron los años, pero todo tiene su fin. La superiora decidió que una hermana enferma es hermana de sus biológicos y por ellos debe ser cuidada. ¡Cómo va a rezar y atender a su esposo estando tan pachucha!, siempre con dolores, molestias y sarpullidos. Eligió mal refugio, esas monjas no querían enfermas a las que cuidar, ¡dónde se ha visto eso! Querían hermanas con las que loar al Altísimo, así que la invitó a abandonar el convento con toda su colección de cuitas y los miedos desatados.

La vida no era fácil, solo rezar por los otros sabía. Convivía con enfermedades de todo tipo y condición, esas que la exiliaron de su vocación. Enfermedades difíciles de acompañar. Si a los médicos nos cuesta entender aquello que encaja mal en los libros de Medicina, ¿cómo lo van a comprender los profanos? ¡Es tan complicado catalogar el sufrimiento ajeno!

---

[28]   Publicado en docTutor en junio de 2021.

Pese al trato recibido por la vida no renunciaba a vivir y ser feliz. Si la felicidad había que buscarla allende los mares, allí iría. No había cumplido los cuarenta cuando se vino a la madre patria a buscarse los garbanzos, que en su tierra estaban caros, y su cachito de cielo, que en el infierno no cabía el azul celeste. Sin oficio ni beneficio todo es más difícil. Por estos pagos, con o sin papeles, el servicio doméstico y cuidar ancianos son opciones, otra cosa son los estipendios a conseguir.

Trabajadora buena y leal, prosperó. Ganó algo de peso, el justo, algo de desenvoltura, y descubrió que sonreír era agradable. Conoció a un hombre, algo mayor que ella, que la gallineó[29] galante y la hizo descubrirse diferente, y con el tiempo se acercaron al altar a formalizar, ante Dios, la relación.

Parecía que, al fin, la suerte no le volvía el rostro. Era, eran razonablemente felices. Los dos hacían buenos negocios, ambos se cuidaban, se acompañaban y se ayudaban en las buenas y en las malas.

No llevaban tres años casados cuando la pandemia azotó el mundo. Marzo y abril fueron durísimos en Madrid, en Estrecho[30] especialmente. El maldito virus se enseñoreaba del mundo sin escrúpulos, burlando el confinamiento, las mascarillas, la tiránica higiene de pieles y enseres… Todo era sorteado por el bicho. Asaltó su hogar y en un pispás su marido, su compañero del viaje otoñal, cayó enfermo. La fiebre, el cansancio atroz, los dolores de cuerpo y cabeza, el gusto y el olfato desaparecidos, como anunciaba la televisión, el miedo… Todo fue apoderándose de su vida. Cuando el ahogo pudo con los esfuerzos desesperados por conseguir meter

---

[29] Cortejó.
[30] Barrio de Madrid.

una bocanada de aire, aunque fuera chiquita, en el maltrecho pulmón, el médico decidió, con ellos, que había que ir al hospital.

El hospital era el oxímoron perfecto. La esperanza y la condena. La fe y el aislamiento.

Durante un mes vivió para el parte de guerra, como hubiera dicho él, las más de las veces vespertina, lo que llenaba el día de una inquietud desasosegante. La cumbia que anunciaba la llamada telefónica algún día hizo novillos, la espera hasta el siguiente contacto se hacía insoportable. En alguna ocasión la enfermera o la auxiliar de turno ponían a su Rafael al teléfono y podían intercambiar palabras, con más o menos esfuerzo, pues el aire se resistía a formar frases largas. Tras colgar, inevitablemente, las lágrimas huían mejillas abajo. De la urgencia a la planta, de ahí a la UVI, para volver a la planta y regresar a la uvi en un vaivén al que no se le veía fin, desquiciante.

«Venga a recoger a su marido, le vamos a dar el alta».

La voz sonó a gloria, ¡por fin! Temblona, apuntó las instrucciones para la recogida. Se arregló con esmero. Peinó con cuidado sus cabellos prematuramente grises. Se perfilaba los ojos desde que él le dijo que así le gustaban más, hoy los acompañó con una sombra a juego. Eligió la ropa que a él más le gustaba y se autorizó la salida como niña con zapatos nuevos o adolescente camino de su primera cita. Rumbo al hospital, la sonrisa no le cabía en la mascarilla.

Se acercó a la puerta donde le traerían a su esposo en la silla de ruedas, una pareja joven también esperaba a su familiar, la madre de ella. Lo vio venir desde el fondo del pasillo, ¡qué estropeado estaba, pobre!, tantos días de UVI y hospital, pero ella se encargaría de volverlo a la normalidad. Cuidados y cariño eran lo que necesitaba y eso no le iba a faltar…

No podía cerrar los ojos, abiertos como platos, ni era capaz de articular palabra.

—¿Familiar de Rafael...?

—¡Oiga, oiga! Este no es mi marido... —decía, gesticulando atónita.

—Claro que sí, mujer, es que ha adelgazado un poco.

Conmiserativo y con aires de suficiencia, el celador, tras la silla, trataba de explicar lo inexplicable. ¡Con la de enfermos que había acercado a sus familiares! Con veinte kilos o más dejados entre las sábanas, goteros y tubos de la uvi, y que eran recibidos, invariablemente, con verdadero alborozo: «Ahora a recuperar», decían entusiasmados. Era uno de los pocos buenos momentos del día a día en estos tiempos innobles en el hospital. «Y la pobre mujer no reconocía...», pensaba, mitad comprensivo, mitad sorprendido.

—Pero es que no es mi marido, ¿no se da cuenta? —Un rubor cada vez más acusado comenzaba a teñir sus mejillas, en los aspavientos casi se tira las gafas y el cuidado peinado se fue a paseo.

—¡Qué sííí, que es su marido! Ahora, buenos caldos, a comer de capricho y poco a poco a coger los kilos perdidos.

Entre el ruido y el pasmo la voz subía en decibelios y poco a poco los nervios la fueron pudiendo.

—Que le digo que no es mi esposo, sabré yo... ¡CONCHE! —dijo, homenajeando a su marido, un extremeño de pro—. Que no es, NO.

—Bueno, qué más da —dijo, adelantándose al conductor, el hombre de la silla de ruedas.

—Rafael, ¿es esta su mujer sí o no?...

—Está usted jincho[31] cansón[32] —dijo, girando sobre sí misma como si a su espalda estuviera el marido embromándola—. Este no es mi Rafael...

—Rafael, dígaselo...

—No, si a mí me da igual, yo me voy con esta señora tan ricamente. Lo único es que me llamo Demetrio, pero si ella prefiere Rafael... Sea —dijo sin alterarse el paciente ensillado que hacía ademán de levantarse.

—Lo oye: Demetrio, el señor se llama Demetrio, no es mi Rafael...

Incrédulo, el celador tomó, sin prisa, el informe del regazo de Demetrio y leyó varias veces la filiación, que, como sabía, ponía Rafael...

—Pues aquí pone Rafael —insistió desconcertado, intentando tener razón desde la nada.

—¿Lo ve? Ande, lléveselo y tráigame a mi marido. Por favor.

—Señora, lléveme a mí, que tengo buen convivir —insistía Demetrio, viendo una rendija de esperanza en su soledad de viudo experto.

—Lo siento, Demetrio, estoy segura de que es chévere[33], pero he venido a por mi marido.

Parapetado tras la silla, el celador se rascaba la despoblada cabeza sin saber cómo había cambiado los sobres. Se recuperó, veterano.

—No se apure, señora, que voy a por su marido y ahora mismito se lo traigo.

---

[31] Borracho.
[32] Pesado.
[33] Estupendo, muy bueno.

Giró la silla para enfilar el pasillo recién recorrido y se disculpó una octava más baja de lo adecuado.

La pareja joven ya había recibido a la madre. El yerno había acercado el coche mientras la hija achuchaba, sonriente, un pelo más de lo prudente, a la madre, a la que le brillaban los ojos acuosos. Las lanzas de la desilusión, que en el momento de la llegada de Demetrio habían inundado sus miradas, se habían vuelto cañas musicales.

Ella seguía esperando. El cielo se fue vistiendo de luto pese a la inminencia de la primavera. Y por allí no aparecía nadie.

Una eternidad después unos pasos silenciosos se acercaron. El Chaqueta Verde[34] se cercioró de su nombre y la invitó a acompañarla. El breve pasillo hasta el codo y su entrada en el despacho le encogió el estómago. No presentía nada bueno.

—Buenas tardes, siéntese, haga el favor, ha habido un error.

—¿No le dan el alta?

—No, no. Tenía que recogerlo pasado mañana… —tragó saliva el caballero del traje para continuar—. Ya le digo, un error… un doble error.

—Bueno, no pasa nada, hasta me extrañaba… Ayer no estaba tan bien como para que hoy lo mandaran a casa —trató de autoconvencerse temiendo pensar.

—Lo primero no era aquí, era… —Y, bajando los ojos, leyó la dirección en el papel que sujetaba con ambas manos y los nudillos blancos como la cal—. Lo que tenía que recoger era la urna con las cenizas. Su marido falleció esta madrugada.

| ¿Cómo asumir las grandes meteduras de pata? |

---

[34] Indica que la persona que la lleva es un informador del servicio de atención al paciente (acoger y apoyar a los pacientes y familiares especialmente en urgencias y admisión).

AIRE

Se sentía boquear, como un pez río arriba buscando el punto de desove. El aire, burlón, la esquivaba y su boca trataba, por todos los medios, de atrapar una bocanada lo suficientemente reparadora.

Desde el diagnóstico, todo el proceso había ido de mal en peor. La nula respuesta a los intentos terapéuticos, con todos los efectos secundarios posibles y esperables sin ahorrarse uno, había sido la norma. No se le había regateado ninguna información, conocía su fin próximo, simplemente no quería vivir así, luchando por cada inspiración con un sufrimiento extremo.

El cangrejo ocupaba los dos pulmones y el mediastino, amén de un montón de pequeñas plazas: en huesos, hígado y suprarrenales. La última conversación con la oncóloga, donde la desahuciaba, la hizo sentirse patética, no era capaz de juntar dos sílabas para expresar la rabia cuando la escuchó decir, suficiente y distante, que no podía expresar un pronóstico porque era muy fuerte. Al final, parecía que la culpa era suya. El dolor era medio controlable, pero la falta de aire, el esfuerzo permanente para conseguir un pobre consuelo, era terrible.

Entre inspiración e inspiración, en esos escasos segundos en los que atesoraba el parco volumen de oxígeno con avaricia de pobre, su cabeza se perdía en mil vericuetos. Saltaba de un tema a otro como si su mente fuera una turbina de reacción. El sentirse tan acompañada, por su pareja y su gente... ¡qué importante la familia y la amistad incondicional! Puede que lo único bueno de la enfermedad haya sido descubrir el valor del amor. Era, sin duda, un consuelo, pero quería vivir, no sobrevivir para una mínima bocanada de aire.

«No…».

Y el ahogo lo ocupa todo, la tos la parte por la mitad, flexiona el tronco hacia delante y recuerda a un noviete, atleta, que le decía, lleno de razón: «Cuando te falte el aire en carrera tienes que estirarte, entra mejor», pero ella se doblaba, apretando la mascarilla con desesperación contra el puente nasal y los mofletes.

«… noooo».

La o se alarga, ocupándolo todo, sin dejar formarse otra sílaba.

«Puuuu…».

Una vez más la tos interrumpe y se siente morir sin morirse. «Esta tos me mata», piensa, y enseguida, sin pérdida de continuidad, sonríe sin fuerza. ¡Ojalá! ¡Ojalá llegara en ese instante! No le preocupa, la desea, sería liberadora, se ha despedido de los suyos, esperando, deseando, el día de su liberación. Y ve los tanques españoles, el Guadalajara, el Santander… entrando en París, liberándolo del horror nazi.

«… uuuuedo».

Y se desploma tras el esfuerzo, tratando de aspirar de la mascarilla que aprieta con fuerza sobre la nariz y la boca. «No puedo MÁS», piensa.

Desde que se subió la cantidad de oxígeno la cabeza se le ha disparado. «Si antes vivía», pensaba enlentecida, «ahora el pensamiento se desboca y peregrina de tema en tema, de recuerdo en recuerdo… ¿Será verdad que el oxígeno emborracha?».

El timbre del portal resuena estruendoso. Serán las paliativistas, no se siente cómoda con ellas. Ha vuelto a boquear, como los salmones en el río.

Tras los saludos hueros, trata de explicar que hoy el aseo ha sido una ruina, que no lo ha podido completar y lo único que escucha es que: «No pasa nada...». ¿Cómo que no pasa nada? Claro que pasa, ella quiere estar limpia, oler bien, solo faltaba que hasta eso le robara el Maldito.

Ha hablado con su gente, hasta la mayor, la más resistente, va aceptando que así no puede seguir, y mientras con los ojos arrasados trata de abanicarle la cara para ver si, así, siente algún consuelo, va masticando, tragando a pocos, que esto debe acabar, no según los designios del Altísimo, pues está Dios tan alto y es tan duro de oído...Las paliativistas juegan con sus cacharritos: los litros de oxígeno, la morfina, los laxantes...

—Quiero la eutanasia, así no puedo, no quiero, seguir es un horror continuo.

Le ha salido de tirón. Los ojos de la médico la miran incrédulos. Sorprendidos, no está tan mal, con la morfina, el Orfidal y el oxígeno...

—En paliativos no podemos hacerlo —responde sin dejar de anotar no sé qué mierda.

Ha concertado una cita con su médico de cabecera, vendrá a verla a casa. Ha preparado el discurso por escrito, por si la tos y el ahogo la traicionan, que de ingratitudes de su cuerpo sabe un rato.

La escucha con atención, se ve que se ha leído los informes previos y conoce la evolución de su proceso oncológico.

—Una pregunta, si me permite...

—Claro, usted dirá...

—¿Por qué la eutanasia?

—No veo otra alternativa, y no quiero arrastrar a mi gente a un suicidio asistido o cosa semejante, y ya es legal, ¿no?

—Sí, sí. A ver, me explico, y si hay algo que no expreso clarito me para y me pregunta, por favor.

—De acuerdo.

—Bien, si empezáramos un procedimiento eutanásico hoy, no lo tendríamos listo y aprobado antes de un mes, y un mes se me antoja eterno en sus circunstancias, no quiero pensar lo que es sentir que cada aspiración es una pelea titánica en un gran porcentaje de ocasiones.

—En efecto, habría que acelerarlo.

—Ya, pero la ley es muy garantista y no acepta atajos. Perdone, de uno a diez, siendo uno la felicidad absoluta y diez el sufrimiento infernal… ¿dónde se situaría ahora?

—Nueve, nueve y medio, cuando el aire no entra. Lo malo no es morirse, lo terrible es morirse ahogada lentamente.

—Sí, eso me estaba pareciendo, pero yo creo que tenemos una alternativa que disminuirá la angustia de la bocanada de aire: la sedación paliativa.

¿Los médicos valoramos el sufrimiento como una parte inherente al enfermar?
¿Somos capaces de no juzgar el sufrimiento ajeno?
¿Podemos sustraernos a nuestras propias ideas, a nuestros propios temores, a nuestras proyecciones?

EN LOS INICIOS

La muerte, la única constante de nuestro existir, había rondado cada inicio de mi vida profesional. Era médico. Desde el aprendizaje más inicial, la muerte convive con la Profesión. En la universidad, la asignatura estrella de primero, Anatomía, está trufada de disecciones de cadáveres completos o parcelados[35]. Superadas las preclínicas, llegas al hospital, donde descubres que la muerte es una realidad diaria con la que es fácil toparse.

En la primera rotación ya viví en *última persona*[36], pues era menos que nadie, solo miraba y esponjaba conocimientos y actitudes, el primer contacto con la muerte de un paciente. Ese verano, haciendo prácticas voluntarias como alumno interno, tuve el primer encontronazo con la parca. Intuí su presencia, poco a poco, día a día, la vi llegar, acomodarse mansa en la cama junto a mi paciente favorito, y fui descubriendo alguna de sus verdades[37].

En la primera guardia de puerta, en quinto de carrera, entró un tráfico que me posicionó en la realidad —no solo se morían los

---

[35] Ver «Primero» en el libro *Relatos para estudiantes de Medicina (independientemente de su edad)*.

[36] Ver «Tercero» en el libro *Relatos para estudiantes de Medicina (independientemente de su edad)*.

[37] Ver «El primer muerto» en el libro *Relatos para estudiantes de Medicina (independientemente de su edad)*.

viejos o los muy enfermos—: un chaval de mi edad, como yo, en un golpe tonto con la moto. No iba ni deprisa, un mal resbalón en un asfalto aceitado, con el casco puesto, cuando no era obligatorio llevarlo —aunque parezca mentira hubo un tiempo en que el casco era una decisión, no una obligación—, ingresó cadáver. El rito macabro de intentar quitar la protección sembró de imágenes inquietantes mi cabeza y mi memoria, siguen ahí después de más de cuarenta años. Podía haber sido él.

El primer sitio donde ejercí mi recién estrenada profesión fue el Ejército, durante el servicio militar; lo hice en Sanidad Militar, de soldado, y me asignaron al Servicio Especial Médico de Evacuación Nacional (SEMEN), eran siglas propias de una publicación de Bruguera. Mi primer servicio fue trasladar a un general desde la UVI del Hospital Militar a su domicilio en León. Quería morir en su ciudad de origen, pero, como más tarde supe, sobre todo quería despedirse de su mujer. Realmente estaba muy malito, se estaba muriendo.

El brigada encargado del botiquín me llamó y me trasmitió las órdenes: «Augusto: tiene que llevar a León a un general que está en la UVI del hospital. Y está prohibido que se muera».

No me sorprendió, en el Ejército se ve de todo, desde piscinas o pistolas arrestadas por haber causado una desgracia a un puesto de guardia nocturna vigilando la luna. Un brigada sabía, de buena tinta, que había una base de misiles que apuntaban a España, Gibraltar debía ser español y... (el año anterior, el conflicto bélico entre la dictadura argentina de general Galtieri y la Gran Bretaña de Margaret Thatcher (1982) había dejado novecientos muertos de los dos ejércitos, seiscientos cincuenta argentinos y doscientos cincuenta británicos, y en los años posteriores unos quinientos excombatientes, de ambos bandos, se suicidaron). El brigada barruntaba un posible ataque y por eso vigilábamos.

Pero llegó el teniente, que rara vez aparecía por el botiquín, y repitió la orden, y, poco después, el capitán reiteró el mandato. Antes de montarme en la ambulancia que debía servir de transporte, un cabo vino a buscarme para llevarme al despacho del coronel, jefe del acuartelamiento, donde recibí la misma instrucción: «Prohibido que se muera».

Al principio me lo tomé un poco a broma: ¿cómo nadie, en su sano juicio, podía dar semejante orden? Como si estuviera en mano de alguien esquivar la acción de Átropos, la parca que cortaba el hilo, que devanado por Láquesis había hilado Cloto, las tres hermanas infernales, que conjugaban la muerte. Llegué al hospital con el desconcierto del que va a lo desconocido, pero con la decisión del que enfrenta su primera misión como médico en solitario. Llamé al pulsador de la UVI, la puerta corredera se abrió y una enfermera que estaba esperando me informó:

—El general está muy malo, muriéndose, muy agitado. Si se pone muy nervioso en la ambulancia, le pones esto. —Y me largó un par de viales de diazepam y una bolsa con material—. ¡Como es general se cree que todos somos soldados a sus órdenes! —Y, dándose media vuelta, se alejó de la cama y de mí.

Me dejó desconcertado, nunca me había cruzado con una enfermera tan desagradable con un enfermo, y más en sus últimos momentos, aparentemente. No había deglutido la escena y los comentarios cuando un hombre grande de uniforme se me acercó, la estrella solitaria en la charretera de cuatro puntas lo declaró general, y el pepito de las solapas, de Sanidad Militar. Era hermano de mi, ahora ya, paciente:

—¿Te han dado instrucciones tus mandos? —me preguntó, enérgico, pero amable. —Asentí—. Pues ya sabes, mi hermano Antonio no puede morirse en el camino, tenemos que llegar a León. Te acompañaremos en un par de coches, uno por delante abriendo camino y otro por detrás escoltándote, ¿entendido? — Era el primero que le llamaba por su nombre, parecía que el generalato y la muerte le habían secuestrado el nombre.

—Entendido, mi general. A la orden de vuecencia, mi general. —Y, dando media vuelta, todo lo marcial que pude, bajé a buscar la obligación.

La ambulancia me esperaba, con nuestro pasajero, en la puerta de Urgencias. Lo saludé protocolario, me acomodé a su vera, y di orden, al conductor, de partir. Conductor y mecánico me miraron con respeto. Y arrancamos.

—Me llamo Antonio —me dijo—. Vamos a León. Te lo han dicho ¿no?

—Sí, mi general.

—Bien. —Y se volvió hacia el otro lado.

Supervisé el suero, que, lento, deslizaba la medicación al interior de su cuerpo, las gafas nasales con el oxígeno, y repasé la historia: realmente estaba malito. ¡Pobre!

—¿Está cómodo, mi general?

—Sí, gracias, apea el tratamiento, ya sabes… Me muero…

—Lo dijo sin emoción, como alguien que hace tiempo que ha aceptado su destino y no lo teme—. Solo quiero despedirme de mi mujer. Toda la vida… juntos… y en el último momento…—añadió con tristeza. Le costaba hablar, pero le pesaba, más que la muerte próxima, la posibilidad de la no despedida. Muchas veces, más que el temor a la muerte, lo que asusta es que tarde demasiado y el sufrimiento se haga intolerable. No parecía el caso. Le costaba respirar, las frases le habían dejado exhausto y volvió el rostro cortando la confidencia—.

La ambulancia con ráfagas sonoras según el tráfico volaba rumbo al destino, el general no volvió a hablar. Aún en Madrid comenzó a boquear, dijo «Isabel, Isabelita» dos veces y dejó de respirar. En una torpe reacción intenté iniciar maniobras de resucitación, pero la camilla cedía y no servía para nada. Le pedí al conductor que parara en el arcén, para dar tiempo a que el coche que nos seguía nos alcanzara; el que nos precedía enfilaba, al fondo, el túnel de Guadarrama.

Informé de las novedades al hermano y al que conducía el Mercedes que nos escoltaba. Al hermano le brillaron un instante los ojos, le realizó una carantoña en el pie tras mirarlo despacio y volví a recibir el recordatorio de mis órdenes: lo que había ocurrido no podía ocurrir. Era un problema burocrático, lo comprendía, pero sonaba tan mal lo de «prohibido que se muera»…¡Qué rabia! Solo quería despedirse de su mujer. Sonaba de lo más romántico, y sobre todo en un anciano. ¡Qué impotencia! La congoja me cerró la garganta y unas lágrimas furtivas se escaparon de su nido. En esas estaba cuando el mecánico se volvió a decirme no sé qué cosa y me pilló en medio de la sorbida de mocos.—Médico, no ha sido culpa tuya… —trató de consolarme, cariñoso.

—Ya, ya lo sé, pero… Solo quería despedirse de su mujer, si hubiera aguantado un poquito más…

Mi primer enfermo, responsabilidad exclusiva, y se me muere antes de la hora… En fin.

Todo el camino lo hice pensando, especulando con la entrega del general, del cadáver de Antonio a la familia: cómo hacerlo, qué palabras emplear que trasmitieran cierto consuelo. Quería decirle a la viuda que su última palabra había sido su nombre, Isabelita.

No hubo opción. Nos estaban esperando en la puerta, el Mercedes había ido todo el camino comiéndonos el parachoques trasero, y el otro coche algo habría barruntado, pues a la salida del túnel nos estaba aguardando y se ajustó a la velocidad de crucero de nuestra Simca 1200. Nos agradecieron el servicio, el hijo justificó la orden como inevitable y que les aliviaba muchísimo el momento, pues hubiera sido un horror parar en cada pueblo, en cada parroquia, como parece que era la obligación al trasladar un cadáver. Mientras, unos, supuse, familiares subían al general en la camilla al domicilio. Acababa de darme una propina, cinco mil pesetas, cuando nos devolvieron la camilla y las sábanas del hospital.

Era una muy buena propina, que nos permitió una pensión digna: los tres en la misma habitación y la ducha, si querías, era un extra, cena sin reparar gastos, raciones y cerveza. Mis compañeros de fatigas de postre querían honrar a Eros y Tanatos. En lugar de irnos de putas, que lo mismo luego me daban trabajo, mejor nos íbamos al cine, y les encasqueté *Gandhi (Attenborough, 1982),* una película de reciente estreno. Gracia no les hizo, pero acataron mi sugerencia innegociable. Uno roncó desde el minuto menos cinco, el otro me preguntó si ese personaje era histórico; está claro que no desearían repetir excursión conmigo. A la mañana siguiente partimos temprano para Madrid; a diez kilómetros de León la ambulancia no pudo más y se paró. Había cumplido su misión. Quedamos varados un par de horas, las que tardó, el mecánico, en conseguir que arrancara de nuevo.

Siempre me he preguntado, no sin una sonrisa maliciosa, qué hubiera pasado si se hubiera estropeado a diez kilómetros de León, y se nos hubiera acercado, solícita, la Guardia Civil al ver una ambulancia militar allí parada…

Me llamaron a las once y media para hacer una suplencia, un médico se había puesto malo y necesitaban otro que pasara la consulta, y allí me fui, lleno de buenas intenciones, pero con todos los miedos arremolinados y escondidos en la tripa. Era la primera vez que iba a pasar consulta yo solo, lejos de la protección del hospital o el cuartel.

El tercer día tuve un aviso, me advirtieron que era un óbito. Pregunté, muy profesional, si sabían si tenían el certificado, me contestaron que sí, que el familiar lo había aclarado, y me dispuse a cumplir con la obligación.

Era una zona en crecimiento, donde convivían casas bajas entre la chabola y la casa de pueblo más elemental con urbanizaciones nuevecitas y elegantes.

No estaba lejos, así que aproveché el recorrido para repasar los pasos a dar ante un certificado de defunción. Inspección completa del cadáver, para descartar muerte violenta, reflejos pupilares, auscultación cardiopulmonar, exhalación de vaho, por boca o nariz, pediría un espejito…Trataba de recordar todos los aspectos con los que nos habían sermoneado en Medicina Legal.

Tres días de médico de verdad y me tocaba un certificado, ya era mala suerte.

La dirección correspondía a una casa unifamiliar de pueblo con su patio; a la derecha de la cancela y adosada al murete, una caseta de perro vacía montaba una falsa guardia. Un par de árboles daba sombra a una mesa y unas sillas desvencijadas. Varias personas, en su mayoría gitanos, fumaban nerviosas hablando de la muerta, imaginé. En cuanto me identifiqué, uno de ellos se dirigió rápidamente al interior de la casa a grandes zancadas y al llegar yo a la puerta ya me salía a recibir el hijo de la fallecida.

Los médicos a veces representamos, como actores, un papel, y tratamos de trasmitir confianza, tranquilidad y sabiduría, que no se nos noten la falta de conocimientos o de experiencia.

La casa estaba llena de gente, había cierto bullicio quedo, recordé el hospital cuando uno de los suyos ingresaba o acudía a urgencias. Una cohorte innumerable lo acompañaba. Si era en la urgencia, casi acampaban a la puerta; si estaba en planta, recurrían a toda trapacería posible para llegar hasta la habitación, donde a veces se reunía tal cantidad de gente que costaba poner orden. Nunca estuve del todo seguro de si los otros pacientes protestaban por envidia o por la algarabía reinante.

Me acompañaron a la habitación, y en la cama, entre cuatro grandes hachones, uno en cada esquina del lecho, descansaba una anciana, perfectamente peinada, vestida de gala, esperando mi bendición para que la funeraria se acercara para el sepelio.

Todas mis ideas legales sobre lo que había que hacer se bloquearon en el oleaje de emociones del momento. ¿Cómo iba a pedir que la desnudaran? A la par recordaba *El clavo, una novela del Pedro Antonio de Alarcón* que había leído en el colegio y en la que se descubría un asesinato al sacar, de la fosa común, una calavera atravesada por un gran clavo. Bajo aquel pelo tirante y apagado, ¿se escondería la cabeza de un gran clavo?

Me acercaron un montón de informes del hospital donde se explicaba la posible causa de la muerte. Bastante verosímil, lo que me permitió rellenar el certificado obviando las pesquisas sobre las que venía cavilando. No era tanto el convencimiento de hacer lo correcto como la seguridad de que haciéndolo así podría salir con bien de la vivienda. No quería ni pensar qué pasaría si pedía hacer las cosas como decía mi libro.

¡Qué terrible! En ningún caso me plantee el dolor de la familia, solo los aspectos legales y los miedos estúpidos cargaditos de prejuicios.

Ausculté, sobre la ropa: no había ruidos cardiacos ni pulmonares, aunque sí el frufrú de la tela; descarté reflejo pupilar y, muy serio, pedí un espejo. Me acercaron uno de lupa, de los que usaban las señoras mayores, al menos mi abuela, para depilarse los cañones de la barbilla, lo posicioné ante las fosas nasales y la boca y comprobé, casi satisfecho, que no existía exhalación.

Rellené con pulcritud cada cuadradito del certificado armado con el DNI de la difunta y procedí a trascribir lo que los informes me soplaban en las distintas causas: inmediata, intermedia y fundamental, y di por válida asimismo la hora a la que me decía la familia que había ocurrido el deceso.

Salí, si no orgulloso, sí aliviado.

Le he dado muchas vueltas a mi actuación, creo que no había causa punible, pero yo no actué por justicia sino por miedo. Y sin un gramo de compasión o empatía.

Tiempo después, en una conversación entre colegas, un compañero, con más experiencia, refirió un ardid: «Si en alguna ocasión teméis por vuestra integridad, solo tenéis que hacer mal el papel o en su defecto salir y llamar a la policía para manifestar las dudas y / o razones que os han llevado a la actuación». Fácil.

Pero ¿qué queréis? ¡¡Eran mis inicios!!

BUSCANDO AYUDA

La vergüenza la comía. ¿Con quién desahogarse? ¿Cómo aliviar el miedo?

La familia siempre en contra, no les gustaba.

Solo había sido un empujón. Seguramente ella lo provocó.

Los enfados más imprevisibles. Los gritos suenan menos y asustan más. Las palabras cortan; desarmada, ni callar y bajar los ojos sirve.

Las cosas rotas. Los silencios de ira. Los portazos. La culpa comiéndola toda, sin saber de qué arrepentirse.

¿Cuándo la preocupación fue espionaje? ¿Cuándo la atención, control? ¿Cuándo las peticiones, exigencias?

Olía raro. Cuanto más se le desvestía la cabeza, más se le acorazaba el corazón. Los ojos achinados en cada ferocidad.

Lleva razón el médico: no se humilla a quien se quiere. Volveré a la consulta, le pediré ayuda.

¿Investigamos proactivamente la violencia de género?
¿Nos ponemos, en ocasiones, de perfil, para no vernos involucrados?

C.B.A.[38] [39]

Había acudido en varias ocasiones, por lo general por problemas más o menos banales: unos mareos, consecuencia de contracturas cervicales, dolores variados en espalda, caderas, manos…, con exploraciones inocentes, alguna ITU[40] y cándidas en un par de ocasiones, coincidiendo con la regla y unos antibióticos prescritos por una muela, unos hematomas espontáneos en brazos, sobre todo, con analítica sin alteraciones.

Siempre acompañada, siempre recatada y modosa, casi pedía permiso para hablar con una voz susurrante. El acompañante, el marido según me dijeron, era un tipo dicharachero, simpático y dominante; demasiado de las tres cosas, me parecía.

Acudieron, como otras veces, juntos. Ella, mohína; él, poderoso. El motivo de consulta eran un par de hematomas consecuencia de una caída, de «pura torpeza», matizó el hombre con una sonrisa mientras ella bajaba la vista. En el malar, un buen morado alertaba de la contusión sin hematoma peri orbitario, ni signos de rotura o fisura; la cadera presentaba un gran hematoma doloroso, sin sospecha de nada más. De nada más… físico.

La actitud del marido me resultaba rara, sobreactuada, y tenía registrado en mi disco duro interrogarla sobre posibles problemas

---

[38] C.B.A.: Caballero de la Blanca Armadura 2.
[39] Seleccionado en el **XXXIII** Congreso de Comunicación y Salud, Cuenca, 2024.
[40] ITU: infección del tracto urinario.

el día que acudiera sola, mas no se dio el caso. Esta vez, y a la vista de los moratones, decidí forzar la mano y pedirle que saliera. Él refunfuñó, pidió explicaciones, pero aceptó, aunque de mala gana, abandonar la consulta.

Interrogada sobre el posible maltrato, negó la mayor. Le propuse quedar el próximo jueves, que yo deslizaba a la tarde[41] y él trabajaba, para poder hablar más tranquilos. Negó la opción al principio para aceptar a la segunda sugerencia.

El jueves, como un tren británico, aguardaba en la sala de espera.

Trató, primero, de negar cualquier tipo de violencia, tanto psicológica como física. Admitió que le gritaba, con frecuencia, y se volvía loco, lo que justificaba por ser un consentido de su suegra, que lo había malcriado, y por el jefe, que le tenía manía. A veces los compañeros le hacían beber, «como es tan bueno que no sabe decir que no, y el alcohol le sienta fatal…Pero es muy bueno y me quiere mucho, cuando me grita o me sujeta con fuerza él lo pasa peor que yo», decía con una triste sonrisa clavada en la boca. La vista anclada en la mesa y las manos retorcidas una con otra.

Confirmó, queda, con un sutil cabeceo, arriba y abajo, que tenía miedo en algunas ocasiones. Sobre todo cuando quería hacer el amor, y no es que ella pusiera pegas, hacía mucho que sin ganas aceptaba los pobres envites, pues la erección era un recuerdo casi lejano y eso lo enfurecía, y ella temía que algún puñetazo cambiara de destino y de la pared pasara a su cuerpo.

Negaba cualquier asociación con el maltrato. Cuesta creerlo, pero es lo normal la primera vez que lo abordas. Abrí la opción de visitarla los jueves, y dejé claro que este era un buen lugar, donde,

---

[41] Turno deslizante: organización interna de los equipos, de tal manera que uno o dos días a la semana el profesional cambia su turno fijo.

sin juicios ni obligaciones, desahogar penas y malestares. Aún ni precontemplaba la situación, tan evidente para mí.

Pasó un tiempo, que no podría cuantificar, cuando una mañana se presentó el marido, como siempre, dicharachero, simpático y controlador. Refería un cuadro, ya diagnosticado de casa por el doctor Google y sus amistades, de un problema de próstata, por lo que me «exigía», con una gran sonrisa cómplice, unos análisis para valorar.

Realicé la anamnesis oportuna, y la nicturia confirmó sus sospechas, pues ni el chorro había perdido fuerza ni, por supuesto, la erección turgencia, y procedí a la petición. Expliqué los pasos a seguir: que le dieran cita y, a partir de los cinco días, que le buscaran un hueco conmigo a primera hora, para valorar los análisis y proceder al tacto rectal. Me miró con suficiencia, como si no hablara en serio o no fuera necesario. Los amigos no debían de haber comentado el detalle.

Se presentó puntual a la cita con una sonrisa. Vimos los análisis: el hemograma era normal, el azúcar y la hemoglobina glicada[42] obligaban a repetir los análisis en tres o cuatro meses, al igual que el colesterol y sus fracciones, pues estaban fuera de rango, por lo que convenía evaluar el RCV[43], la PSA[44] rondaba los límites normales, y las enzimas hepáticas, así como los triglicéridos y el ácido úrico, hablaban de una mala metabolización del alcohol o de un abuso en su consumo.

---

[42] Hemoglobina glicada: es una heteroproteina que permite detectar o diagnosticar estados prediabéticos o una diabetes.

[43] RCV: Riesgo cardiovascular.

[44] PSA: Antígeno prostático específico, un marcador de actividad prostática, aunque inicialmente se relacionaba exclusivamente con el cáncer prostático.

Me miró con cara de no dar crédito. «Apenas bebo», refunfuñó. Aclaré que yo no podía medir la cantidad exacta, así que no sabía si era mucho o poco, lo que si sabía era que no le sentaba bien. Que a cada cual le sentaba como le sentaba.

—¿La erección es normal? —pregunté sin previo aviso.

—Sí, ya le dije. Bueno, no como cuando tenía veinte años, pero...

No le di, contra mi costumbre, más explicaciones, y lo invité a la camilla. Me miró sorprendido.

—Pero si me ha dicho que la próstata estaba normal.

—No, le he dicho que no estaba alterada la PSA, pero que no significaba nada más, que no parecía que hubiera actividad prostática exagerada, aunque sin un tacto no podíamos saber cuánto de fiable era el análisis.

Se levantó desganado y titubeante, protestando por lo bajo.

—Vienes a un control rutinario y te dan por culo... —Quiso aparentar normalidad con ese tipo de comentario con que los hombres, a veces, ocultamos las vergüenzas.

Me levanté acompañándolo, mientras me calzaba, aparatoso, los guantes y señalaba la camilla.

—Ahora en la camilla.

—¿Cómo me pongo?

—Como los musulmanes, con el culo en pompa —dije, con una sonrisa falsa. Estaba claro que quería humillarlo, puesto que nunca realizo un tacto en posición genupectoral, sino boca arriba, con las piernas flexionadas—. Se baja los pantalones y los calzoncillos...

—No vengo preparado —dijo lastimero, tratando de retrasar el momento.

—No se preocupe. Se pone de rodillas en la camilla —los calzoncillos, a medio muslo, mostraban restos de amarillos—. Ya veo que se le escapa ocasionalmente alguna gota —procediendo inmisericorde a bajarlos hasta las rodillas—. Los codos apoyados. —Procedió con torpeza—. Voy a ponerme un poco de vaselina para que no le moleste la penetración —concluí.

Creo que nunca he empleado la palabra penetración para explicar la vaselina y su efecto facilitador del tacto.

Racaneé el lubricante y procedí a la exploración. Apretó él el culo, defensivo, por lo que la molestia fue mayor. Regañé sin piedad.

—¡Relájese, hombre! —dije en mi tono más autoritario.

—Es que duele —se quejó, lastimero.

—Venga, venga, que no es para tanto —minimicé la protesta sin validarla.

Extraje el dedo con brusquedad.

—¿Ya?

—Sí, ya ve que no era para tanto —dije—. Vístase y venga a la mesa.

—¿Ha notado algo? —había, al menos, preocupación, que rallaba en el miedo.

—Venga y ahora le cuento.

Se sentó con cierta dificultad, más recelosa que real, pues mis dedos no son demasiado gruesos. La aprensión le salía por los poros.

—¿Y?

—Bien, el esfínter es normal y no le he palpado hemorroides. Tiene un discreto aumento de tamaño no demasiado grande, pero con más volumen del normal. Se palpa el surco, pero no el polo superior, y la consistencia no es todo lo elástica que debiera, por lo que le voy a derivar al urólogo, no sea que donde no llego haya algo…

Él me miraba con los ojos cada vez más abiertos y la boca más caída, había tensión en cada músculo. ¿Dónde había quedado el machote que acompañaba, suficiente y poderoso, a su mujer?

—¿Tengo algo malo?

—No puedo afirmar ni lo uno ni lo otro, por eso lo derivo. Creo que no, que es un proceso de hiperplasia de próstata. —Por alguna razón maligna me comí la palabra benigna—. Cuando le vea el urólogo, venga a contarme, por favor, lo que le diga.

—Claro, claro, doctor.

Y di por terminada la entrevista. Lo peor es que no me sentí ni un poquito mal. Había juzgado y sentenciado de una tacada.

¿Mi hizo sentir esta actitud tan poco profesional como un Caballero de Blanca Armadura? Nuestro ego for ever.

¿Somos conscientes del poder que tenemos?

¿Recordamos que lo iatrogénico no solo entra por vena?

¿Jugamos, en ocasiones, con el miedo del paciente?

¿Cómo hacer para mantener una distancia emocional adecuada en temas de tanto calado como un posible maltrato?

Atendiendo a nuestro profesionalismo, ¿deberíamos declinar atender a pacientes que rebasan nuestros principios morales?

JOSÉ (O LA CORDIALIDAD)

A mí, como a todos, me enseñaron, de niño, las normas básicas de urbanidad.

Cuando se entra en un sitio, ya sea el ascensor, un taxi o un comercio, da igual, se saluda con un «hola», un «buenas», lo que sea, educación, y cuando te vas te despides con un «adiós», y en muchas ocasiones se acompañará de un «gracias», puro convencionalismo social. O está también ese, tan en desuso, «antes de entrar, dejen salir», puro sentido común. Pues no, no es tan común el sentido menos frecuente.

Hemos convertido la sociedad en un cúmulo de egocentrismos despiadados, de hipocresías irritantes, de impunidades increíbles.

Valgan como ejemplo los mochileros, que por su exclusiva comodidad no portan en lugares públicos y estrechos, metro o autobuses, sus bolsas en la mano, como sería lo lógico. Es más importante tener las manos libres para manejar el móvil y recostarse, sin miramiento alguno, sobre la barra a la que todos deben asirse. He atendido varias caídas y una fractura de cadera por estos usos. Cierto que todas las víctimas eran, son, personas mayores, sin peligro de que respondan con violencia a ese no mirar, ese creerse que los únicos que se equivocan son los demás.

Es algo que se proyecta en la conducción y, por extensión, en el vehículo: estacionarse en un cruce, meter el morro cuando no se debe, adelantar sin ton ni son por ganar un semáforo...

Lo malo es que, a veces, nosotros, en nuestro ámbito, nos mostramos igual de olvidadizos: «paaaaseeee» o «el siguienteee», y elevamos la voz para invitar a entrar al paciente que cree que le toca, sentados tras la mesa. Luego encadenamos el pase con el «¿qué le pasa?» hipocrático.

El saludo es un rito social, bien establecido desde las cavernas. Un gesto facial tan sencillo como sonreír predispone al encuentro; por el contrario, un ceño fruncido, un gesto huraño, una mirada huidiza o retadora, un mostrar los dientes o la quijada apretada, sin ir más lejos, nos previene de las intenciones ajenas.

Cuando explicaban el Risorio de Santorini, en Anatomía de primero, el profesor dejaba claro que era más económico sonreír que enfadarse, que se necesitaban muchos más músculos para mostrar el disgusto que la alegría.

Hay otros gestos con que solemos acompañar la sonrisa para dar la bienvenida a alguien, para saludar con la mano.

Lo hemos visto en mil películas del Oeste: los indios, los pieles rojas, levantaban la mano, mostrando la palma abierta y desnuda cuando querían dejar claro que no tenían las aviesas intenciones que les hemos descubierto en tantas y tantas películas: «¡JAO!».

En las pelis de romanos, el saludo masculino consistía en un mutuo apretón de antebrazos. De aquí, como tantas cosas de la herencia romana, devinieron los viriles apretones de manos con los que le dices al saludado que no le vas a agredir.

Entre hombres y mujeres, primero una inclinación de cabeza, de respeto, y, más tarde, con las casadas, el besamanos, que parece prometer «no hablaré mal de usted», y con los tiempos del feminismo se pasó al entrechocar las manos o los besos en las mejillas. Los romanos, también aquí, inventaron la primera tipología de los besos. El *osculum*, o beso en la mejilla pura cortesía; el basium, o beso cariñoso en los labios; y el *savium*, o beso erótico más profundo.

Con el tiempo han cambiado modas, usos y, en ocasiones, abusos. Las manos se han entrechocado; se han sujetado los dedos, en un paralelo del yin y el yan; los puños se han juntado, en un juego de puñetazos afectivos; hasta los codos se han unido, durante los terribles días de la pandemia...

Yo saludo a todos mis pacientes con un apretón de manos, tras el que les invito a pasar y sentarse. Y les despido con el mismo ritual, abriendo la puerta. Pienso que ese inicio de la relación propicia buenas vibraciones: es muy barato, apenas cuesta, y predispone al paciente en favor nuestro. Si viene enfadado, le bajas los humos; si viene triste, se siente acogido, si... Sin duda, ayuda.

Siempre me negué a los ósculos romanos. Los besos mejilleros que se dan al aire, amén de no ser de mi gusto, me parecía que —al igual que empleo el «usted» con todos ellos, independientemente de su edad, me da igual que tengan catorce o ciento cuatro años— traspasaban una barrera que yo me afanaba en mantener, una cierta distancia, no cobarde, que me permitía defender mi espacio sin distanciarme de los pacientes.

Y así funcionaba hasta hace bien poco.

Tenía un paciente con un cáncer de próstata, el campeón mundial de PSA, posiblemente récord Guinness, con una PSA de ciento y pico. Su mujer era una paciente con un gran deterioro cognitivo, de su quinta —pasaban de los noventa—, con grandes lagunas de atención y memoria y la costumbre de dejarse el gas encendido. Los hijos les habían anulado el gas y cocinaban con electricidad. Algunos vecinos, de mi cupo, me habían mostrado su preocupación por saltar algún día por los aires. Ya habíamos hablado con los servicios sociales y estábamos a la espera de plazas en una residencia. Él comprendía el problema y no se oponía al ingreso, pero no estaba dispuesto a separarse de su mujer después de más de setenta años juntos.

Cuando trataba de paliar su clínica, consecuencia del cáncer, ciertamente bien llevada, pese a las cifras de concurso de su PSA, me contestaba lo mismo: «No se preocupe, doctor Blanco. Si yo no me puedo morir, por lo menos hasta que tengamos controlada la situación de Eugenia».

Y se iba con su sonrisa eterna bordada en la boca.

Aquel día vino, como tantas veces, me expuso su estado actual y al final dijo: «Ya nos han concedido la residencia, ¿sabe? Juntos, como queríamos».

Le felicité con efusividad, pues me alegraba mucho y me parecía una fantástica noticia. Me levanté a despedirle a la puerta, como siempre, y, antes de abrir, añadió: «Lo único que siento es que ya no será usted mi médico». Traté de restar importancia y de ofrecerme, pero no me dejó continuar y acabar la frase, que interrumpió con un: «¿Puedo darle un beso?» , desarmando todos mis principios. Por supuesto, acepté.

Yo soy mayor, me he criado en una cultura donde los hombres, para abrazarse, sin duelo por medio, tenían que marcar un gol. Los «galácticos»[45] pusieron de moda el besuqueo viril y machote tras el abrazo goleador. Yo no recordaba haber besado a ningún hombre salvo a mi padre, mi hermano y mi hijo, a alguno de mis tíos y al mayor de mis primos. Ni al resto de los varones familiares, ni, por supuesto, a mis amigos.

---

[45]   Se denominan «galácticos» a una serie de futbolistas de élite que, con la presidencia de Florentino Pérez, pasaron a formar parte de la plantilla del Real Madrid, allá por los albores de los años 2000.

A partir de José, que murió un mes después de ingresar en la residencia, me dejé besar por mis enfermas, todas muy mayores. Mi cupo es el más viejo de mi centro y yo tengo bastante éxito entre la chavalería de los ochenta para arriba.

APRENDIENDO DE LOS PROFESORES

Nada me hubiera gustado más que tener un maestro. Alguien que me marcara el camino verdadero, que me guiara, para evitar traspiés que no solo enlentecen el aprendizaje, sino que, a veces, lo boicotean *ad infinitum*. Más tarde descubres que no hay un único camino cierto, que entre las mil posibilidades muchas son correctas, algunas que ni de lejos lo parecían se revelan como acertadas, otras que se auguraban como evidentes defraudan las expectativas, casi nada es totalmente lo que parece, y en Medicina, menos. Pero seguro que todo habría sido más sencillo si alguien me hubiera acompañado en los primeros pasos.

Hace poco hablaba con un compañero de promoción[46], que me revivió su expulsión real, que no oficial, del servicio donde rotábamos.

No llevaríamos más de un par de semanas en el hospital. En los ilusionantes años de tercero, a la propedéutica[47] se le había dedicado no más de una hora en un seminario, deprisa y corriendo, con la recomendación de leer, estudiar, un libro, el Noguer Molins. Eso había sido el primer día y nos soltaron, de dos en dos o incluso

---

[46] Promoción del 82, en el hoy Hospital Universitario Gregorio Marañón, de la Universidad Complutense de Madrid.

[47] La enseñanza que comprende la exploración clínica.

de tres en tres, a realizar historia con una somera chuleta. Esa tarde corrimos a la calle Libreros[48] a conseguir nuestro Noguer.

Fuimos aprendiendo sobre la marcha. Ciencia poca o nula, pero ganas, todas. Ya llevábamos unas cuantas historias supervisadas por una asistente voluntaria, con tantas ganas de compartir sus conocimientos como nosotros de aprender. Entonces los mires[49] estaban empezando y en la planta solo había uno mayor que tampoco nos hacía mucho caso.

—¿Qué has oído?

Creo que era la primera vez que el adjunto se dirigía a nosotros a propósito de una historia clínica. Yo había resumido la anamnesis y, cuando llegó mi compañero, Jaime, estaba terminando de auscultar.

—Creo que un soplo…

—¿Dónde?

—A la izquierda…

—El de la puerta —aulló más que habló.—Paraesternal —farfulló el otro, acobardado.

—¿Ese qué foco es, a qué altura está, en qué espacio intercostal? —bombardeó el adjunto con una maligna sonrisa. No sabíamos dónde meternos.—Tercer espacio intercostal paraesternal izquierdo. ¿El tricúspide?

Nuestro superior se giró con desprecio y se marchó de la habitación entre la sorpresa de los pacientes y nuestra consternación.

---

[48]   Calle de Madrid así denominada, desde que la bautizó Pío Baroja, donde se juntaban librerías de viejo y de nuevo, cuyos locales se conocían por los nombres propios de las mujeres que los regentaban: La Pepita, La Marcelina, La Felipa… Todas ellas ofrecían un precio un poco ajustado con respecto a las librerías médicas tradicionales.

[49]   Se conoce como MIR a los médicos internos residentes.

Terminados los tres meses de rotación obligatoria, Jaime no volvió a aparecer por el servicio. Yo seguí cobijado bajo el ala de la asistente voluntaria, Mayte. Siempre besaré por donde pise, nunca un grito, dispuesta a responder a todas las dudas y, cuando no se las sabía, se las estudiaba y al día siguiente…

Una gran moraleja: nunca chilles a un estudiante, con o sin razón.

El jefe del servicio de Ginecología era un tipo importante y era conocida su militancia en el Opus Dei[50]. Así que el día que tocaba anticonceptivos el aula estaba a reventar, ni un sitio libre, ni una ausencia, todos con el morbo de ver cómo defendía la clase el jefe.

«Buenos días, como muchos de ustedes saben, mis creencias religiosas me impiden la utilización de los anticonceptivos hormonales, pero una cosa son mis creencias y otra la ciencia. Así que…», e impartió una clase brillante, nada sectaria, en la cual expuso las evidencias científicas sin adornos ni oscurantismo. Un grandísimo ejemplo de lo que debe ser un docente. Y, por qué no, un clínico.

Terminábamos de dar la clase de la insuficiencia cardiaca derecha, con todas sus manifestaciones clínicas y, sin duda, la más aparatosa, la ascitis. Tras respirar el agradable humo de un pitillito, nos dirigimos al servicio de cardiología, donde ese mes tocaba rotar. Éramos seis o siete, una multitud, nos recibió el adjunto

---

[50] Organización católica ultraconservadora con posiciones muy dogmáticas dentro de la doctrina, por supuesto en contra de los anticonceptivos, el aborto, etcétera.

de turno y fuimos pasando sala viendo pacientes, respondiendo preguntas y auscultando a la orden.

Era la última habitación, una mujer joven malrespiraba en decúbito supino, con la cama a cuarenta y cinco grados y un abombadísimo abdomen. Todos sonreímos con suficiencia. Era la más fácil de las preguntas de la mañana.

—Tú —dijo señalando a uno de nosotros—: históriala y danos tu juicio clínico.

En aquel momento, fue el más envidiado del mundo. Me dio rabia, era muy prosopopéyico y listo, pero sobre todo era capaz de hablar muy fino sin decir nada, casi rimbombante, y le tocaba el caso más evidente, donde explayarse con lo recién aprendido. Y en lo tocante a lucirse no conozco a ningún médico inmune a esas vanidades.

Había ingresado por fatiga de difícil control, era hipertensa, y lo controlaba con medicación, además presentaba una moderada obesidad. Tras la exploración cardiaca minuciosa, deteniéndose en los focos, tomando el pulso como nos habían comentado en clase a la par, procedió a la palpación y percusión del globuloso abdomen en todos sus terrenos, sin dejarse el oleaje ascítico, y terminó verificando los edemas maleolares. Concluyó con su diagnóstico de presunción.

Se volvió hacia el tutor, sabiéndose ganador. Había hecho una intervención adecuada y hasta brillante sin dejarse nada.

—¿Y bien? Tú dirás.

—Bueno, creo que tiene una insuficiencia cardiaca de ventrículo derecho por posible fallo tricúspideo, mal compensada, que ha provocado su fatiga y la posible ascitis, aunque no he detectado oleaje ascítico, pero los edemas maleolares redundan en la posibilidad diagnóstica —concluyó, satisfecho.—No has percutido el corazón… —apostilló el médico.—No. —Y procedió a intentarlo, intento frustrado por el profesor.

—Deja, deja, no molestemos más a la paciente. ¿Pedirías alguna prueba?

—Pues sí: analítica, para descartar patología hepática, aunque no tiene ictericia; placa de tórax para valorar tamaño cardiaco y he leído —dijo, muy orgulloso de sí mismo— sobre las posibilidades de la ecografía, una técnica recientemente incorporada en el hospital[51]. A lo mejor no estaría de más para mirar esa ascitis, el hígado y el corazón…

El cardiólogo se dirigió a la paciente y le preguntó:

—¿Por qué ingresó?

—Estoy embarazada de treinta y nueve semanas y…

Nuestro protagonista, que se quería morir, reivindicaba su no oleaje ascítico. Todos los demás respiramos por la suerte de no haber sido elegidos para el marrón. Yo, más ruin, resoplaba, agradecido al destino.

—Recuerden, abran bien los ojos, no den nada por sentado —remató el docente sin hacer ni una sola broma por la encerrona.

En alguna ocasión he contado la humillación que sufrí al mal diagnosticar, en una mujer muy delgada, un posible aneurisma de aorta abdominal confundiéndolo con el latido aórtico normal, y como el residente de turno, ante la enferma, me ridiculizó, pues bien, estos dos hechos marcaron mi relación con los estudiantes: no reírme de su impericia ni humillar sus errores, y mucho menos

---

[51] En los años ochenta se empezaba a hablar de la ecografía como prueba de imagen.

en público, ante un paciente. En la intimidad de la sesión clínica cabe el sentido del humor; en presencia de extraños, nunca.

Espero no haber caído en estas prácticas innobles en mis más de veinte años de docencia de pregrado.

Hablando de humor, de uno de mis profesores más admirados recibí otra enseñanza sobre la utilización del humor en clase. Era un hombre serio, meticuloso, con gran rigor científico y al último grito milagrito. Durante los cursos de doctorado, me había apuntado a uno de actualización en diabetes mellitus que impartía él.

Había estado una hora hablando del péptido C y la reserva pancreática de insulina y los estudios que lo avalaban... Un compañero, al terminar la exposición en el turno de preguntas, le interpeló:—Profesor, perdone, ¿a la hora de ajustar la insulina...? —Y dejó en el aire la continuación.

El doctor, con una sonrisilla socarrona, apostilló:

—Pues, mire, como toda la vida, «unas unidades arriba, unas unidades abajo».

Un profesor contaba en clase sus miserias con los tuberculosos y su duro noviciado sobre la maldad y la envidia humana. Relataba lo aprendido en la sala de tuberculosos activos en un hospital de beneficencia en su juventud médica. Tardó en comprender por qué empeoraba un paciente cuando le anunciaba una probable alta por su buena marcha. No eran errores diagnósticos, sino que los responsables eran los compañeros que lo rodeaban en la sala —en aquellos tiempos heroicos, tan limitados en medios diagnósticos y terapéuticos, las salas eran eso, salas, no habitaciones de dos o tres, incluso individuales, como ahora, o las de seis de nuestros tiempos mozos—. La razón estaba en que aquellos compañeros de infortunio —la tuberculosis era una verdadera epidemia en la posguerra— se acercaban, al casi curado, para toserle encima.

Se aprende más de los errores que de los grandes éxitos. Estos escritos míos ahondan en esta línea.

IDENTIFICANDO LIMITACIONES

Me estaba sintiendo fatal. La aguja, enorme, que luego supe que se llamaba «trocar», entraba lenta en la carne. El paciente agarraba la sábana hasta dejar los nudillos blancos, como si fuera a huir, aunque a lo peor era él el que ansiaba la escapada. El médico explicaba el procedimiento con la distancia profesional adecuada, dirigiéndose más a mí que al dueño del abdomen perforado.

—Para hacer la biopsia, introducimos el trocar para extraer un cilindro de tejido hepático y mandarlo a anatomía patol... —Me miró y no necesitó preguntar, sugirió a la enfermera que me acercara una silla, y a mí, dulce y cariñoso, me invitó a sentarme—: Respira hondo, no pasa nada... Respira, mete el aire hasta el fondo y suéltalo por la nariz despacio, no pasa nada, chaval, el que más y el que menos...

Yo hacía rato que solo luchaba por no perder la dignidad. ¿Cómo un estudiante de Medicina podía marearse por tan poca cosa? Había sido el subir y bajar de la piel al acoplar el trocar con los nudillos exangües de la tensión. Toda la sangre que faltaba en la mano del paciente debía de estar en mi cara.

Cuando terminó la técnica, ya en el cuarto de médicos, se sentó a mi vera y me explicó. Que si el habón de lidocaína[52], que si la cápsula de Glisson,[53] que si el hígado no duele, que si...

---

[52] Anestésico local.
[53] Cápsula fibrosa (de colágeno) que recubre la superficie externa del hígado.

Continuó desdramatizando el momento y permitiéndome perdo-
narme mi debilidad. La siguiente biopsia me armé, innecesaria-
mente, de la silla y aguanté, como un médico de verdad, toda la
intervención.

No volví a sufrir situación semejante, pero aprendí que con
el dolor del paciente me era muy difícil mantenerme neutral y no
contagiarme. Daba igual un drenaje pilonidal[54], una rectosigmoi-
doscopia rígida[55] o un sondaje en una uretra estenosada. Todo lo
que causaba dolor me hacía sudar, nada más; ni me afectaba en el
pulso, ni me condicionaba el ritmo de intervención.

Fui descubriendo que no era a mí solo al que le pasaban
estas cosas. Había muchos más hemofóbicos[56] de los que se podía
sospechar entre los sanitarios, por ejemplo.

Recuerdo un compañero, bastante sensible, emperrado en
superar sus miedos y desmayos a base de exposiciones masivas. Cada
vez que entraba en un quirófano se situaba a los pies de la mesa,
dispuesto a resistir cada impacto visual, perfectamente equipado,
estéril con su bata, gorrito y mascarilla. Se negaba a no intentarlo,
fracasaba una y otra vez. A veces, antes incluso de empezar, había
desvencijado la Mesa Mayo. No sabría decir quién le temía más: si
las mesas, alguna descuajeringó, o las enfermeras que las montaban.

---

[54] Sinus pilonidal: es una especie de «nido de pelos», un quiste, que normalmente aparece en la región coccígea interglútea y que al infectarse requiere, en
primer lugar, de drenaje, y si el proceso se cronificara de cirugía.
[55] Rectosigmoidoscopio rígido: tubo de metal o plástico de 25 cm de largo y
hasta 2,7 cm de ancho.
[56] Hemofobia o hematofobia: miedo a la sangre y también a las heridas en sí.

A nadie, salvo a algún pervertido, le gustaban los cadáveres, y gente hubo que acabó la carrera sin acercarse a ninguno, ya habían tenido suficiente con las inevitables disecciones en la facultad.

Yo soy muy sensible a los malos olores, me desagradan profundamente sin llegar a invalidarme. No sufro de osmofobia[57], así que trataba de acostumbrarme, sin conseguir nada, salvo pasar un mal rato. Tampoco de coprofobia[58], aunque evitaba cualquier tipo de detritus fecal, urinario o mucoso, como esos esputos hiperdensos, superviscosos (benofobia[59]), que no había manera de separar para conseguir prepararlos para el «porta»[60] antes de teñirlos, fijarlos y verlos al microscopio.

Más preocupante que estas miserias son las que convergen en la relación con el paciente. Es el caso del llamado «Efecto MUM»[61], que consiste en esquivar ser el que da malas noticias, distorsionándolas, edulcorándolas o simplemente pasando la patata caliente a otro y evadiéndonos de nuestra responsabilidad.

Todas estas y otras circunstancias pueden afectarnos en la relación con nuestros enfermos. El gran problema no es sufrirlas, la gran trampa es no detectarlas, pues así no podremos superarlas o, al menos, corregirlas.

---

[57] Miedo o aversión a los olores
[58] Miedo irracional a las heces.
[59] Fobia a la viscosidad.
[60] Portaobjetos, en microscopia.
[61] Resistencia a dar una mala noticia.

DISTRITOS CENSALES

Salíamos de un aviso la estudiante y yo. Era el segundo de la jornada. El primero, un lumbagazo incapacitante, nos había dado la oportunidad de que se estrenara en el noble arte del inyectable. Salió encantada y, sin embargo, del segundo, una viriasis que se había sobreinfectado con una bacteria, nada excepcional, la dejó impactada.—¿Qué te pasa? —le comenté al verle la carita desencajada antes de ponerme a desmenuzar lo que habíamos visitado.—¡Había nueve camas en la habitación!

Entendí la sorpresa. Era uno de nuestros pisos patera[62], y aunque no era el visitado, en otra habitación, aledaña, teníamos una bonita colección de camas calientes[63].

Tuve un *flashback*, puro cine. Hacía cuarenta años, durante el primer gobierno de Felipe González, la reforma sanitaria no existía más allá de los pensamientos de Ernest Lluch y aún no se había asentado en el BOE[64], y yo trabajaba por los carabancheles, a caballo entre el bajo y el alto.

Por aquellos días triunfaba en la tele una serie de dibujos animados sobre *Don Quijote de La Mancha*, donde se recreaba, en

---

[62] Aquellos pisos en los que se hacinan un montón de camas en un espacio ínfimo. En este caso había nueve, tres literas con tres camas, en poco menos de quince o dieciséis metros cuadrados.

[63] En algunos, además, las camas se alquilaban por horas y sus ocupantes compartían las mismas sábanas.

[64] Boletín Oficial del Estado.

muchos episodios, la típica venta manchega, con las habitaciones, los almacenes, la cocina, el comedor en los lados del cuadrado que la conformaban. Pues, bien, me dieron un aviso…

Cuando entré en el número de la calle Papagayo al que correspondía, me encontré en una venta manchega, como las de *Don Quijote*, con la salvedad de que allí el patio era comunal, y los lados del cuadrado, viviendas unifamiliares. Además del patio, la letrina y el fuego de la cocina también eran de uso compartido.

Salió a recibirme la hija de la paciente, me explicó en el trayecto hasta su puerta esto que arriba queda explicitado, y al entrar en la casa me saludó un inconfundible olor a orina que atribuí, sin ningún género de dudas, a las dificultades para una higiene correcta, mientras escuchaba el motivo de la demanda de atención.

La enferma, una señora que rondaría los noventa años, con la cama limpia y recién hecha, presentaba, asociado a la fiebre, un cuadro respiratorio con una sospecha infecciosa bacteriana franca. Pauté tratamiento y, dada la edad, advertí que si no mejoraba en un par de días la llevaran a urgencias. Algo no me gustaba.

A la semana, la hija acudió a la consulta para informarme de que la habían acabado llevando a urgencias y que le habían diagnosticado una insuficiencia renal muy grave. No olía a orina, exhalaba urea por cada poro.

La experiencia del domicilio abrió todo un mundo de opciones para mi alumna. Una persona que se había criado en una familia de clase media alta no se había planteado que pudieran existir circunstancias semejantes a las recién descubiertas.

No hacía tanto, una compañera enfermera discutía que en los años cuarenta-cincuenta existieran viviendas con servicios comunales. Ella, hija de militar de alta graduación, comprendía que hubiera casas sin aseo de servicio, pero sin baño individual... imposible.

La estudiante comenzó a investigar, con cuatro pistas que le dimos, la morbimortalidad por distritos censales. Construyó un caso clínico[65], de gran calidad y novedoso para mi gusto, con una buena acogida en la exposición del centro.

Desde la pandemia, la distribución de muertos o enfermos según el domicilio había originado gran número de estudios y controversias.

El comentario de los profesores, aceptando la originalidad y la calidad del trabajo, fue: «En Goya[66] también enferman y se mueren».

¿Influye el estrato social en la enfermedad?
¿Guarda algún tipo de relación la distancia al Centro de Salud con la gravedad de la enfermedad?

---

[65] Los estudiantes de sexto de la UAM, tras su rotación por el Centro de Salud, debían presentar en el plenario de los rotantes de ese mes, supervisados por dos profesores, un caso clínico o una reflexión científica sobre lo vivido en la rotación.
[66] Calle de Goya en el barrio de Salamanca de Madrid, en el cual reside una población de alto nivel socioeconómico.

LAS MUJERES

Siempre me han gustado las mujeres. Una amiga de las que me quiere de verdad, y mucho —según dice ella—, no por mi sexo o mi dinero, solo por mí, me decía que yo era cishetero. Aunque me lo han explicado, no sé muy bien lo que significa, aunque como ahora ser lo que yo creía, esto es: normal, como la campana de Gauss, donde la mayoría nos encontramos, está mal visto o, al menos, regular, pues no sabe uno... A lo que voy, que no puedo evitar esta tendencia a la expansión, la profesión me ha dado la oportunidad de conocer a los seres humanos en los momentos de mayor fragilidad, y ahí las mujeres, en general, ganan por goleada.

No voy a discutir, pues me da igual, que sea heteropatriarcal, cultural o tendencia natural: las leonas luchan con el león que las preñó para que no se coma a los leoncitos; la osa defiende al osezno; la loba marca la pauta en la manada... Sé que los médicos venimos más de las brujas y curanderas que de los chamanes, aunque tendamos a darnos el pisto de lo espiritual, como si lo corporal fuera pecado y menos noble. Pero a mí las mujeres me inspiran respeto.

No soy nada religioso, más bien casi anticlerical. Creo que, en general, y como concepto, el clero ha sido muy pernicioso. Puede que la religión sea o haya sido civilizadora, pero también tan manipuladora que no sé si compensa. Sin embargo, he conocido a un montón de monjas, de las de cuidar prójimos, con mejores o peores cabezas, entregadas, en esa edad donde todos aspiramos a frenar, a descansar, a la jubilación, cuando el mundo reivindica, con razón o sin ella, ser cuidado, amparado y, si me apuran, consentido, por razón de edad y de historia, pues esas personas, en nombre de Dios, en la espera del premio prometido, el paraíso es el bote del Euromillón, se dedican al cuidado de sus semejantes sin una mala cara, sin un desaire, sin una mota de polvo o un qué sé yo fuera de sitio. Mujeres.

Recuerdo una, sor Josefa, con más de ochenta años y responsable de un pabellón con diecinueve ancianas —todas, salvo una, más jóvenes que mi prota—, a la que en todos los años de trato, que fueron muchos y continuos —como aquella residencia era de caridad y solo atendían a personas sin ningún recurso, no tenía obligación de contar con un médico en plantilla, así que los del seguro nos hacíamos cargo y entre otra compañera y yo dábamos servicio a las noventa ancianas allí recogidas, asiladas—, pues decía que a sor Josefa le oí una única expresión algo cercana a una queja cuando me trasmitía el pesar de alguna de las correspondientes a su responsabilidad: «Pobrecita, pobrecita…», para seguir con sus obligaciones.

Murió como vivió, sin dar guerra y con la obligación cumplida, terminada la ronda. Ella los maitines los rezaba a su manera: se daba un garbeo por las habitaciones encomendadas, tres estancias con seis camas cada una y una individual para situaciones especiales, supervisaba que todo estuviera bien y se acostaba. Aquella última noche, se cruzó con sor María Luisa en el pasillo, se dieron las buenas noches y se acostó para dormirse en Jesús…

Mujeres. No por monjas, menos mujeres.

Ángeles estaba a punto, con sus más de setenta años, de solicitar el divorcio. Divorcio de su marido obeso mórbido, con unos pulmones mudos, al que yo había enterrado hacía más de diez años dada la situación respiratoria, pulmones destruidos de humo y alcohol. Vivía para el bar y la partida. Conmigo tenía un trato estupendo, pero en casa era otro cantar. Al final lo derrotó un cáncer de colon.

«¡Pobre, qué faena! ¿Cómo le voy a dejar ahora? Ya sabe que estaba decidida a separarme, no aguanto más, pero ahora con el cáncer...».

Lo cuidó hasta el final. Solo en una ocasión, que acudió sola a consulta por unos dolores de espalda antiguos, propios de la edad, que reagudizaban los excesos físicos, normalmente las limpiezas de primavera y otoño, me confesó, enfadada: «

Mire, me da rabia. No quiere que lo deje solo en el hospital ni un segundo. Él, que cuando lo del linfoma, en los quince días de ingreso, fue diez minutos, "que a él no le gustaban los hospitales", y a mí tampoco, y encima en esos sillones del diablo, que me dejan la espalda para el arrastre».

He atendido a más mujeres de este talante. No recuerdo semejante conducta en los varones, si me apuran al contrario, cuántas han quedado asociando duelos, salud y pareja.

No es raro en la consulta encontrar a cuidadoras de sus mayores, sin reconocimiento social, ni familiar, cuidadoras *full time* que tienen que soportar, sin descomponerse, las quejas de la madre-atendida:

—Es una tirana, me lleva... Todo el día bebiendo agua, paseo va, paseo viene...

—¿A quién habrá salido la niña?

—Eso digo yo…

A la par que escucha los parabienes, por ese milhojas que una vez al mes, y no todos los meses, le trae el hijo-ausente, tan atareado en su chalet y con su brillante trabajo. La hija lo dejó todo para cuidar primero a los padres y, más tarde, tras el fallecimiento del padre, en cuerpo y alma a la madre, pero como hija era su obligación. Es muy bonito cuando, excepcionalmente, en el testamento los padres han dejado un beneficio a la cuidadora; los varones perdidos en sus quehaceres se ofenden y, en ocasiones, hasta litigan.

De acuerdo, no todas las mujeres son de comportamiento altruista y amable, escribiendo estas líneas me viene a la memoria, hace… Sobre finales del siglo pasado, un año antes de la comercialización de la viagra, un matrimonio…

Era una pareja mayor, rondando los ochenta, de quintas cercanas. Solían acudir juntos, cada uno con sus peplas, la tensión, el azúcar en ella, un prostatismo que lo había llevado al urólogo a él.

Aquella tarde el viejo, avergonzado, trataba de comentar la disfunción que le aquejaba a su edad y su próstata, y ella intervino con una sonrisa malvada asomando en los labios: «*Pá* mear, se le ha quedado inservible. *Pá* mear, ya le digo».

El viejo, que hubiera dado cualquier cosa por largarse de allí, no pudo, por razones anatómicas, guarecerse bajo la silla, desaparecer. El médico entendió el comentario como una venganza. Él debía de haber sido una buena pieza: barman en Chicote, en la época de mayor esplendor, el médico le supuso galanteador y golfo, y ella había encontrado el momento de su desquite. Quitó hierro al comentario y a la situación como mejor pudo y ahí quedó la queja.

Unos meses después presentaron la viagra en sociedad y, entre otros candidatos, él pensó en aquellos ancianos.

En la siguiente visita, tras escuchar los motivos de consulta, siempre eran varios, recordó el incidente y la viagra.

—Tengo buenas noticias: han sacado un tratamiento, tal vez lo hayan oído —desde que lo lanzaron, con Pelé como estandarte de la pastillita azul, no había tertulia donde no se abordara semejante tema; ya, eso sí, no se llamaba impotencia, sino disfunción eréctil... Ay, las palabras y su significado—, para su problema en las relaciones sexuales, y usted no tiene contraindicación para probarlo...

El anciano se enderezó en la silla, como si las palabras hubieran tenido un efecto sobre la fosfodiesterasa 5 generalizado, con las orejas alerta y los ojos vivos de repente.

—Quite, quite, déjelo, que así no molesta.

—Pero no era usted la que quería...

—Tranquilito está mejor.

Él volvió a encogerse y calló.

HASTA LUEGO[67]

A la primera que conocí fue a Marta hija. Era una mujer joven, con cuerpo de azafata de las de antes, alta, guapa, proporcionada y con cabeza de catedrática en ciernes, en la Facultad de Biológicas. La conocí por imperativo legal, pues necesitaba un certificado médico para ingresar en la Benemérita. Había sido la primera mujer en quedar primera en una oposición a oficial de la Guardia Civil. Solo le faltaba el trámite de las pruebas físicas, que tenía controladas, explicaba orgullosa. Rellené el impreso con una sonrisa, me gustaba ese afán de superar barreras que declaraba, ese asumir retos. Era, claramente, hija de su tiempo y de sus padres, como más adelante descubriría, pero vayamos por partes.

La climatología y la cerrazón del Instituto Armado se aliaron en su contra. Una tromba de agua, de esas que, a veces, riegan la capital, obligó a aplazar la carrera una semana; el resto se realizó bajo techo, en un pabellón multiusos, incluidos los sesenta metros de velocidad. Quedaba, pues, correr los dos mil metros de la carrera de fondo y a Aranjuez, a la Academia de Oficiales, con todos los honores.

Dos días antes de la prueba se torció, tontamente, el tobillo. Un mal paso, de esos que todo el mundo da en la vida, y un soca-

---

[67] Seleccionado en el XXXII Congreso de Comunicación y Salud, Zaragoza, 2023.

voncillo en la calzada tuvieron la culpa. Expuso el problema en la dirección responsable de la prueba y le dijeron que verdes las habían segado (qué castellano y qué verde el refrancito) y que la prueba era, sí o sí, el día marcado, salvo que las inclemencias meteorológicas la volvieran a posponer. Redacté un certificado oficial desaconsejando su participación. Dado el nulo éxito del papelito, le chuté un corticoide intramuscular, una ampolla de Nolotil, un vendaje férreo y allá que fue. Siempre pensé que si hubiera sabido infiltrar… No lo consiguió. Tras la primera vuelta el dolor que se había presentado en los primeros cien metros se volvió inmanejable. Las lágrimas la anegaban, más de rabia y frustración que del propio sufrimiento. Cuando, unos días después, en la consulta, andando casi bien, me lo contaba no podía dejar de pensar que, si hubiera sido varón, el papel hubiera servido. Los mandos no parecían muy satisfechos con que ella hubiera sido la número uno de la oposición.

Tras unos meses, superado el duelo, reencauzó su vida laboral, se casó y cambió de domicilio. Solo he vuelto a verla, muy ocasionalmente, cuando ha acompañado a su madre a consulta.

Marta y Benito, los padres, siguieron conmigo. Como es habitual, a él apenas lo visité; a ella, sí. Creo que, como habíamos empezado con «buen pie», la relación era especialmente buena.

Marta madre, en los últimos quince años, transitó por un climaterio incordiante y pequeñas alteraciones estacionales. Siempre fue una mujer de enfrentar cada situación de cara, sin bajar jamás los brazos, sin resignarse, pero adaptándose según el viento soplara.

Benito acudió por primera vez un par de años antes de la pandemia. Un cuadro pulmonar, que declaraba de reciente comienzo, pero que ella echaba atrás en el tiempo. Tos seca, disnea de medianos esfuerzos, sin ortopnea ni fiebre, con unos dedos que no recordaban a palillos de tambor y una auscultación pulmonar donde, más que oírse, se podían intuir crepitantes. Como el tratamiento empírico no resultó y la placa no estaba clara, lo derivé al neumólogo, que tras las pruebas adecuadas lo diagnosticó de fibrosis pulmonar.

La pandemia lo aisló en la sierra, siguió el control, las más de las veces por teléfono con el neumólogo y, más de tarde en tarde, conmigo. Las enfermedades crónicas no entienden de confinamientos. ¿Desde cuándo una enfermedad pulmonar se puede seguir sin auscultar los pulmones? ¿Cómo acompañar a un enfermo por teléfono, casi exclusivamente? ¿Algún día sabremos cómo ha repercutido en términos de salud la pandemia en los enfermos crónicos?

Esas Navidades el neumólogo recomendó la derivación a paliativos, había entrado en el final de sus días.

Las visitas a domicilio fueron toda una experiencia positiva para el médico. Se habló de lo que tocaba: opciones, deseos, muerte, despedidas… con una sonrisa que no ocultaba ni negaba la realidad. El fonendo ocupó su sitio junto al pulsioxímetro o al aparato de la tensión, acompañado del oxígeno, del que ya no podría prescindir.

Pendiente, silenciosa en la compañía, como un mástil ante la incertidumbre, Marta acompañaba a su marido, compañero de vida, atenta a cualquier necesidad, al lado, sin ensombrecer, asimilando el día a día. Admirable.

Su último viernes, lo llamé, me contestó al «¿cómo va?» en su línea, «caminando alegremente hacia la tumba», y poco después, agotado, me pasó a la compañera de paliativos que estaba en el domicilio y quedamos para comentar en los siguientes días.

Falleció en la madrugada del lunes.

Hablé con Marta unos días después, con la intención de concertar una cita, como suelo, para prevenir la patologización del duelo. Pospusimos el encuentro casi un mes, tenía obligaciones con los nietos.

Había preparado la visita como de costumbre, ese día coincidió con otras pérdidas, comenté con la estudiante lo que teníamos previsto durante la mañana para que también ella se preparara para la lidia que se nos avecinaba.

Marta llegó puntual, serena y dispuesta. La luz inundaba la estancia predisponiendo a la confidencia y la tranquilidad. No sé quién dijo que los fantasmas lo son porque no sabemos vivir sin los muertos. Empezó posicionándose:

—Estoy aprendiendo a vivir sin él.

Fue relatando las últimas horas como el que se sabe con la obligación cumplida y no puede evitar, a ratos, querer escapar de la memoria, mezclando al mencionarlo pasado y presente. El naufragio de la vida había llegado como se merecía, dando tiempo a los hijos a despedirse.

En uno de sus últimos actos completamente lúcido, contaba emocionada, sujetando alguna lágrima rebelde, descubrió la sábana y la invitó a acurrucarse a su vera.

—Así lo hice. Allí, arropada por sus brazos, rememoré anécdotas de nuestra vida en común.

Le ofrecí pañuelos, con los que secó a las insurrectas.

Tenía el oxígeno a quince litros y, pese a ello, sufría cada bocanada de aire como un esfuerzo titánico, los paliativistas la habían enseñado a manejar la morfina y le habían dejado el contacto con el PAL24[68] como recurso de apoyo. Le puso la segunda dosis, con el ánimo oscilando entre dos emociones antitéticas: la paz por ayudar a su marido en sus últimos momentos de sufrimiento infinito y la culpa gris de desear su muerte para dejar de sufrir él y ellos, ellos y él.

—¿Sabe? —le dije—. Me emociona lo que nos cuenta, y me da envidia. Me gustaría que, llegado el caso, mi mujer me tratara así o ser capaz de hacerlo yo, si me tocara en ese lado de la ecuación. Como seguro que habría actuado Benito de ser las tornas cambiadas.

—Creo que lo hicimos bien, pero es muy duro.

Calló, y callamos. Se enjuagó lo que desbordaban unos ojos brillantes, que se deslizaba rumbo a la mascarilla y, recompuesta, continuó:

—En la familia somos muy de tenis, todos jugamos, a Benito le encanta, le encantaba, el domingo ya no podía ni incorporarse en la cama. Los chicos le pusieron el Open de Australia y vivió emocionado el triunfo de Nadal. Después se durmió para no despertar.

Un silencio poderoso e íntimo nos rodeaba, la luz de la mañana parecía aliarse con la situación disminuyendo su intensidad y acompañando el recogimiento. La mascarilla, por una vez, fue una bendición. Oculto tras ella, pude aguantar el tirón emocional y el silencio que exigía el instante evitó que la voz quebrada delatara mi posición. Su parlamento, cada vez más sutil, más íntimo...

---

[68] Se trata de la Unidad de Atención Paliativa Continuada, cuyos profesionales proporcionan atención paliativa en la Comunidad de Madrid las veinticuatro horas del día, todos los días del año.

—La respiración se fue apagando despacio, quiero pensar, pues su cara transmitía armonía, tranquilidad. Entretejía relatos bordados con hilos de amor y ternura, recreando las leyendas familiares con las que tramamos cada nudo de nuestra vida en común.

—La muerte no llega cuando llega, acontece con el olvido, y ustedes, sus hijos, sus nietos, usted, lo tendrán presente durante mucho, mucho tiempo.

—Cuando me río con los niños, parece que lo traiciono, que deserto de su ausencia… —Volvió a callar, se limpió los ojos y prosiguió—: ¿Recuerda que, en una de sus visitas, me dijo que no sé qué francés decía que los enfermos morían cuando querían?

—Pierre Martin.

—Creo que llevaba razón. Bajó los brazos y se apagó con los deberes hechos.

Poco más dio de sí el encuentro. Hablamos de este primer año que acababa de empezar. Le conté el porqué del luto y su significado y abrí la puerta a necesidades futuras. La despedí con una carantoña en el pelo y con la promesa de otra cita según conviniera.

Cerré la puerta a su espalda, necesitaba coger aire y oxigenar la cabeza y el corazón para el próximo paciente. La estudiante, avergonzada y necesitada de liberar sus propias emociones, lloraba.

—Lo siento, no sé cómo lo haces, no he podido evitarlo.

—No creo que debas renegar de tus lloros, el contagio emocional no es malo si lo tenemos bajo control. Que una historia preciosa, como la que nos ha regalado Marta, nos emocione, es normal. Lo que no puede, no debe, es bloquearnos.

Durante años he pensado que delante del paciente el médico debe mantener cierta asepsia emocional y no dejar translucir sus sentimientos, sus emociones. Debe contener y, por lo tanto, contenerse, y no dejarse ir ni para acompañar el sufrimiento. Una superviviente del 11M, que había estado cuatro meses entre sedada y despierta en la UVI y había necesitado treinta y tres intervenciones quirúrgicas para reconstruir su cuerpo reventado por las bombas, contaba que el momento en que más comprendida se había sentido fue cuando vio llorar a la cirujana que la iba a operar por enésima vez.

Compartir un abrazo, un llanto, un estrechar, acogiendo, una mano, un arrumaco... No creo que haya mejor manera de trasmitir la comprensión de un sentimiento, de un dolor, de una escena.

¿Es legítimo, incluso necesario, convertir la bata en coraza?
¿Debe el médico ocultar sus sentimientos ante el enfermo, reprimir el llanto?
¿Debería, pues, gestionar sus emociones para poder ofrecer la seguridad, la consistencia, que el paciente necesita?

LOS TIEMPOS CAMBIAN[69]

Las instrucciones previas eran un momento siempre intenso. Madrid no lideraba, precisamente, los registros. Y el sistema, en teoría organizado, funcionaba al ralentí. El anecdotario era infinito, pero aquel día se habían sucedido dos escenas de cine.

Una mujer que no llegaba a los sesenta, sin enfermedades crónicas de interés pero que había vivido mucha muerte alrededor por mor profesional, acudía a presentar el documento acompañada de su hija de poco más de treinta años. El marido no había querido saber nada del tema, estaba en contra de «estas cosas tuyas», y la hija se había ofrecido a acompañarla. No había dejado de llorar desde el minuto uno. La madre trataba de consolarla, le tomó la mano, se la besó, la abrazó con palabras dulces y sensatas:

—Así no tenéis que pensar, ya lo he hecho yo. Ni vosotros, ni los médicos. Fíjate, si no os ponéis de acuerdo ni en el postre el día del aniversario… —dijo con toda la retranca que pudo—. Y tu padre, solo de mentarlo, se pone malo, y si llegara el caso sufriría más que nadie por no saber qué camino es el mejor. Esta es, pues, mi voluntad.

Detrás vinieron dos «abuelitas», las dos pasaban de los ochenta. Olga y Petra no tenían familia más allá del sobrino de una de ellas, con el que mantenían un trato exquisito, y querían dejar constancia de sus intereses. Cada una avaló a la otra, y el

---

[69] Primer premio en el Congresos de la SoMaMFyC 2024.

sobrino a las dos. Si la situación actual les hubiera pillado con otra edad, seguramente habrían dejado de ser amigas, vecinas e, incluso, en uno de los domicilios donde habían habitado, primas. Serían «mi pareja» o «mi esposa» la una para la otra, sin más.

—¿Quieren que se utilicen todos los medios disponibles para conseguir el mayor confort posible?

Petra se adelantó, cubrió la mano de Olga, que asentía sonriente y, mirándola a los ojos, respondió:

—Sí, sí. Lo que sea necesario; sufrimientos, los justos. Todas las drogas legales y de las otras, que no las hemos catado y no sería mal momento para probarlas.

Los tiempos cambian.

¿Informamos proactivamente de la importancia de las instrucciones previas?

MICHU Y CUCHI

—Quiero ver al doctor Blanco…

—Es que…

—Tengo que verlo, necesito verlo, ahora.

—Es que no está.

—Pero si es lunes por la tarde, y él viene siempre los lunes por la tarde…

La señora, con los ochenta muy rebasados, menuda y atildada, cargada con una bolsa de deporte —de tamaño algo exagerado para sus escasas chichas— morada con elementos florales y unas ventanas transparentes en los laterales, que cerraba en la parte superior con una cremallera rectangular, trataba de comunicar su urgencia y necesidad. El enfermero, con mucha paciencia y cierto sentido del humor, intentaba explicarle las circunstancias:

—Verá, señora, el doctor Blanco ya no trabaja los lunes por la tarde…

—Pues no puedo esperar a mañana… —El ceño fruncido delataba la contrariedad y una cabeza funcionando a toda pastilla.—No, si no trabaja ni los lunes ni ningún día. Se jubiló a primeros de año.

—¡Pero qué me dice! Ahora qué hago yo… —La anciana pareció desolada al conocer la noticia.

—Si me cuenta en qué podemos ayudarla, aunque no seamos el doctor Blanco —añadió, con cierta sorna, el hombre, un profesional cabal que tenía en gran aprecio al jubilado y que pensaba: «Otra de las devotas del doctor Blanco, ¡madre mía!».

—No, si no es para mí, es para Michu —dijo, señalando la bolsa—. Es que… Seguro que él puede hacer algo… —Como hablando para sí, continuó la perorata—: El 17 lo bajé a Hortaleza[70], pero había tanta gente que no debió de llegarle la bendición, pobre Michu…

La conversación, que había comenzado en el pasillo, se había trasladado a una consulta, donde la supuesta bolsa de deportes se había trasmutado en un trasportín para mininos que la anciana, no sin dificultad, depositó en la mesa. Otra enfermera se incorporó a la escena, cada vez más surrealista.

—A ver, señora, la consulta no es para usted, es para… —titubeó al nombrar al animal—, para…

—Michu, se llama Michu.

—Sí, Michu, pero ¿quiere que vea al gato? —preguntó, sin salir de su asombro y negándose a volver a llamar al animal por su nombre.

—Es que está muy malo. Yo creo que se está muriendo y el veterinario… —La voz se le cortó y un puchero pugnó por instalarse en su boca—… creo que lo ha envenenado. —Dejándose ganar por la indignación, las palabras acudieron en tropel.

Explicó que lo había llevado a su veterinario en la calle Serrano, uno de los caros, y que no le había hecho caso y que sospechaba que lo había envenenado con arsénico. Todo trufado de hipidos y lagrimeos nada fingidos.

---

[70] El día 17 de enero se celebra San Antón, patrón de los animales. En tal festividad, se forman frente a la parroquia del mismo nombre, sita en la calle Hortaleza, 63, de Madrid, colas de personas acompañadas de sus animales de compañía que acuden a que estos reciban la bendición del santo.

Con cierta prevención, el enfermero descorrió la cremallera. Al fondo, como dormido, yacía el animalito. Por más que lo intentaron, no lo vieron mover el pecho, signo de que estuviera aún vivo. Los dos, sincrónicos, se preguntaban: ¿qué habría hecho el doctor Blanco ante semejante situación?, ¿lo habría cogido?, ¿tocado?, ¿auscultado?... ¿Qué hacer? Mientras decidían, la viejita les sugirió una opción:

—¿Y no podría verlo otro médico?

Con el cielo abierto, consultaron la planilla para ver quién estaba de «urgencias-sin cita» y allá la acompañaron. Hubo suerte y la sala de espera, por una vez, estaba despejada.

—Doctora, la señora necesita que vea a su gato —dijeron sin ocultar una sonrisa pícara, casi, al unísono.

La médica, una mujer bregada en mil batallas, con experiencia y buena disposición, abrió los ojos con desmesura y sin dar crédito a la risueña proposición.

La anciana volvió a contar su historia con la esperanza de que el doctor Blanco, o cualquier otro médico, pudiera hacer algo por Michu.

Sentada en la silla y con el trasportín sobre el regazo, que permanecía con la cremallera descorrida, miraba lánguida y triste al animal, que bien es cierto parecía dormido, si no fuera por la inmovilidad manifiesta. La doctora se tomó unos segundos para armarse de paciencia y pensar bien lo que iba a decir.

—Tiene usted un gato muy bonito. Con un pelaje precioso —comenzó, con su voz más suave—. Parece que se está yendo plácidamente de este mundo. No sufre, se le ve tranquilo. Nosotros no podemos hacer nada por él.

La señora había metido la mano en la bolsa y palpaba con cariño la peluda tripa y la nuca del gatito.—Aún está caliente. Si le llevo al lado del radiador, ¿cree usted que revivirá?

—No sé, de gatos no entiendo. No pierde nada por intentarlo, dicen que los gatos tienen siete vidas. Y en el peor de los casos, podrá despedirse tranquila de él.

—Gracias, doctora, lo haré. —

Y se marchó, tras cerrar la tapa del trasportín, con paso vacilante, rumiando la soledad que le aguardaba en casa.

Cuando me contaron la historia, unos días después, no pude por menos que recordar. Amén de sonreír y sorprenderme de haber creado semejante imagen en aquella mujer sobre mi poderío sanador.

En los inicios de mi vida profesional, al principio de los años ochenta, los cupos se componían de cartillas; cartillas donde se recogían todos los miembros que disfrutaban de la asistencia y, normalmente, convivían en el mismo domicilio, o unidad familiar, con sus beneficios: asistencia, derivaciones, recetas… Eran documentos en los que, por setenta pesetas al mes[71], debías atender a todos los miembros inscritos tantas veces como fuere necesario, en el consultorio o en el domicilio.

Una mañana una parroquiana se presentó y demandó, con seguridad y aplomo, una caja de calcio y otra de hierro. Inquirí las razones y, sin darle la menor importancia, me dijo, con educación, que eran para el perro: Cuchi, lo llamó. Sorprendido, repregunté,

---

[71] En 1984, un billete de autobús de diez viajes, el llamado bonobus, costaba doscientas noventa pesetas. Un billete de ida y vuelta valía cincuenta y ocho.

por si no había entendido bien, pero lo había comprendido perfectamente: eran para Cuchi.

Digirió mal mi negativa, y mientras yo trataba de explicar el procedimiento, ella iba elevando el tono y se mostraba, cada vez, un poco más agresiva. Fracasaba por completo en mi afán razonador. Quería las pastillas que siempre le habían dado... ¿Qué sistema era este? ¿Quién era yo? Y así siguió perorando por un tiempo que se me hizo eterno. Cansado, le pedí la cartilla. Me la mostró ufana, segura de mi claudicación, convencida de que reclamaba los datos para rellenar las recetas.

Me la tendió. La cogí: el titular, el marido; y en el reverso siete personas. Por las edades entendí que hijos y uno de los padres. Leí los ocho nombres en voz alta, y ella iba asintiendo, crecida: «Mi marido, yo, mi mayor, el mediano, la niña, el pequeño, mi suegro y mi suegra».

—Ve, no está Cuchi, no le puedo dar medicación. —Y levantándome y dándole la mano para ayudarla a levantarse la acompañé a la puerta, donde remaché—: Esa la da el veterinario.

¡HASTA AQUÍ!

Empezaba marzo mayeando, mucho me temía que mayo marcearía. Tenía un carcinoma de mama, de evolución rápida y malísimo pronóstico. Era madre de una cría de ocho años, con un marido un tanto ausente por cuestiones laborales. Ella, el trabajo, lo había dejado al nacer la niña, y sus padres hacía tiempo que habían fallecido, solo le quedaba una hermana un par de años más joven.

Esa mañana, en la que le había ajustado la morfina, pues los dolores eran importantes, comentamos la proximidad de su muerte. Lo tenía todo organizado, la sentía cercana y había programado cómo debía continuar la vida de su hija, sobre todo.

Cuando unos años después vi la película de Isabel Coixet *Mi vida sin mí* no pude por menos que recordar su espíritu.

—He hablado con el colegio para adelantar la comunión de Lola. La hacen un poco más tarde, pero yo la recuerdo como el día más feliz de mi vida y quiero estar.

—Me parece bien —dije, sin convencimiento.—Y usted me va a ayudar, con sus mejores venenos, para que yo pase un día sin que se me tuerza, ni un poquito, la sonrisa —añadió esbozando una bastante triste.

—Eso se lo puedo prometer.

—Pues hasta final de mayo voy a estar dándole guerra.

Murió el 2 de junio, con todos los objetivos cumplidos.

El páncreas se lo estaba comiendo; bueno, más que el órgano, el tumor que lo invadía. Llevaba tres o cuatro meses empeorando deprisa, la caquexia reinaba sin escrúpulos y cada vez se encontraba más limitado para el menor movimiento y con dificultades para aliviar el dolor. Me negó una vía subcutánea, pues le parecía muy aparatosa para que la vieran las niñas, de cinco y seis añitos, y la morfina le atontaba y adormilaba demasiado.

Fui a visitarlo el que sería su último día por la mañana, a eso del mediodía.

—Me estoy muriendo —me anunció nada más entrar en la habitación, acompañado de su mujer, que había pedido unos días para cuidarlo dada la inminencia.

Ella hipó y dijo:

—Le dejo con él, ahora vengo. —Y se fue pasillo arriba sorbiéndose los mocos.

—¿Por qué lo dice?

Con dificultad, compuso una media sonrisa y me espetó:

—Me avisó usted cuando mi madre.

—¿De qué? —En ocasiones no somos conscientes de nuestras palabras, pero a ellos se les graban a fuego en la memoria.

—Poco antes de morir habló con mi padre, lo vio y me lo contó. Usted me advirtió que me preparara para lo peor, que era cuestión de días.

—No lo recordaba. Sí, a veces ocurre…

—Me ha contado María que hace dos noches —María había vuelto armada con un pañuelo y, apoyada en el quicio de la puerta, escuchaba con tranquilidad a pesar de que sus ojos la delataban— me puse a charlar con ellos. Primero llegó mi madre y ella me acercó, de la mano, como cuando era chico, a la vera de mi padre. ¿Sabe que cuando se murió mi padre estábamos enfadados? Nunca me perdoné no haber podido despedirme bien, y anoche lo hice. Así que…

—No sabe cuánto me alegro de que haya tenido esa vivencia.

—Mi madre siempre intentó mediar… —Un gesto le devolvió a su casa y a aquella conversación que nunca mantuvo—. ¿Cree que podré despedirme de las niñas, vuelven del cole sobre las cinco?

—Sí, casi con toda seguridad. Sin casi, no hay duda.

—Y sin porquerías, que quiero darles un beso con plena consciencia.

—Sin porquerías.

—Mi hermana se llevará a las niñas después de merendar —dijo la esposa—, para que esté más tranquilo…

—Bien, me parece buena idea.

Unos días más tarde, ella misma me informó de que esa noche, a la hora de las ánimas, se reunió con los suyos. Se había despedido de sus hijas como quería, declarándoles su amor incondicional y prometiéndoles cuidarlas estuviera donde estuviera.

Las niñas parecían haberlo comprendido, pues, cuando volvieron a casa y vieron que no estaba, le recordaron a su madre que las seguiría cuidando.

MORIR CON DIGNIDAD

Hacía más de dos años que el oncólogo la había desahuciado. No había nada que hacer, le dijo desde detrás de su mesa, su bata y sus gafas. Tenía una hija, con la treintena pasada de largo, una discapacidad intelectual importante y un marido de mano ligera sin favoritismos a la hora de sacarla a pasear.

Controlaba bien la clínica y la predicción del galeno parecía haber sido prematura. Cuando le abrían la puerta al desahogo, tanto la enfermera como el médico, esquivaba, sin mentiras, su realidad, ya que su único objetivo era conseguir institucionalizar a la hija. Afán complejo, no solo por las dificultades intelectuales, sino también por la agresividad con la que solía comportarse, sin duda herencia de ese padre generoso.

Tras muchos intentos y todos los paseos del mundo, tras tocar en la puerta de multitud de especialistas de todo tipo y condición, consiguiendo un buen montón de informes, tras pelear y «mendigar», llegado el caso, entre infinidad de trabajadoras sociales, por fin consiguió la anhelada plaza. Era una residencia pública —el padre nunca estuvo dispuesto a desembolsar un céntimo para el cuidado de la hija—, ideal para sus condiciones, donde, además, la chica-mujer estaba aceptablemente a gusto. Lo contó sin perder la sonrisa, satisfecha, con una nota de orgullo en su parlamento y en su mirar.

Dos meses después, consolidada la adaptación, el desahucio se hizo efectivo.

Era una mujer de una pieza, pese a que la mama derecha la había traicionado cruelmente. Mama extirpada, con todos sus ganglios, hacía más de dos años. La visitaba el mejor oncólogo de Madrid; bueno, a lo mejor simplemente el más caro. Tenía desde la exéresis una metástasis en la cadera derecha, un nódulo redondo al que después de la radiación y su escaso impacto habían decidido solo observar.

El marido, un empresario de éxito, era un completo negado para la infraestructura familiar. Estaba entregado al cuidado, al mimo, de la mujer. Si tenía que suspender una reunión, no se hacía o él no acudía; si las noticias de la revisión eran buenas, se regalaban un crucero por todo lo alto, si...

Dos hijas, una con la adolescencia en la cresta y la pequeña iniciando los escarceos puberales, completaban el núcleo familiar.

En cierta ocasión, sin venir a cuento o como respuesta a mis dudas sobre solo observar el nódulo aislado en el coxal, me dijo con una normalidad pasmosa: «No se preocupe, doctor Blanco, dará más o menos guerra, pero no me puedo morir. Se imagina que dejo a este hombre, que sí, que es muy bueno y nos quiere mucho, que no digo que no sea listo para los negocios, que es un lince, y sin embargo para el recado..., con las crías antes de que se hagan un poco mayores».

Sonreí por toda respuesta. La verdad es que llevaba razón.

Pasaron varios años y transitaba entre tratamientos, con escasísima respuesta y dolores y deterioros múltiples. Las colonias metastásicas se habían diseminado: vértebras, costillas... La primigenia del coxal seguía inamovible y estancada. Por aquellos tiempos solo disponíamos de morfina, pero le funcionaba bastante bien.

En una de mis últimas visitas la encontré dolorida y muy abatida. Apenas contestaba a mis preguntas, era el marido el que respondía en su nombre. Habían vuelto los dolores, al interrogar sobre dosis y tomas, le confesó:

—Le he bajado la dosis —arqueé las cejas, abrí los ojos y, antes de poder contestar, él continuó—: Es que, como ve... —en efecto, al lado de la cabeza, en la cama, yacía una imagen de una santa, y en la mesilla otras tantas estampas que no era capaz de identificar—. Santa Rita —la de la almohada—, santa Feliciana y san Judas Tadeo, me falta la de san Gregorio, no he conseguido dar con ella, y mire que he visitado tiendas... Encontré la de santa Águeda, a la que cortaron los pechos... —Son los patrones de los imposibles.—No doy crédito. —Había conseguido sacarme de mis casillas—. ¿La ve mejor guardada con tanta postalita o con la morfina? —pregunté, más agresivo de lo que correspondía. La rabia me comía por dentro, con lo que había costado controlar el dolor...—. ¡Haga el favor! Póngale una iglesia entera si quiere, pero no le toque la medicación por su cuenta.

El hombre agachó la cabeza y se disculpó. Siempre he tenido la sensación de que me pasé. En la desesperación de lo inconcebible, todos nos agarramos a cualquier superchería que nos abra una puerta a la esperanza, y, sin duda, aquel marido enamorado y asustado buscaba en cualquier superstición una solución, donde todo el dinero empleado había fracasado.

La última vez que la visité viva, la encontré un tanto adormiladilla, aunque sin dolor y con todo el ejército celestial de guardia en la mesilla de noche.

—¿Cómo está?

—Sin entrar en detalles, bien —dijo, esbozando una media sonrisa—. Tranquila, no me duele.

DOMICILIO PROGRAMADO: LOS PACOS[72][73]

Era una pareja peculiar. A ratos enternecía y a ratos desesperaba. La casa, un décimo piso en una torre de esas que abundan en las ciudades dormitorio que circunvalan Madrid, como otras grandes ciudades, estaba limpia, arreglada, sin lujos. Ellos, un matrimonio de edad indefinible; la ficha chivaba que ella ya había cumplido los noventa, y él, contra la norma, era dos años menor.

La posguerra había sido con ellos generosa en hambre y frío, como con los buenos perdedores, por lo que ninguno sobrepasaba el metro y medio. Habían trabajado de todo para conseguir sacar adelante una recua de niños que, enseguida, colaboró en el sustento familiar.

Eran «Los Pacos»: Paco él, Paqui ella.

Paco: un fumador empedernido hasta que consiguió su bombona de oxígeno, que trasportaba en un carrito y le seguía, incluso, por el pasillo de casa. Adornaba su cuerpo con una psoriasis de gran superficie que no salvaguardaba ninguna región corporal: manos, codos, cuero cabelludo, mentón, piernas, abdomen y región lumbosacra, con mala respuesta a cualquier tratamiento y que brotaba al albur de Dios sabe qué. Un manifiesto sobrepeso le daba una imagen de duende rechoncho y travieso.

---

[72] En colaboración con Cristina Cassinello Espinosa.
[73] Admitido en las II Jornadas Internacionales de Narrativa Médica, Madrid, 2024.

Paqui: había parido siete ciudadanos, cuatro chicos y tres chicas, además de tres «alborotos». Un cuerpo cilíndrico y obeso, con grandes rollos «lórzicos» que componían una figura de difícil descripción que se remataba en una cabeza pequeña, de ojos bizcos y con una finísima coleta que arrejuntaba, malamente, los cuatro pelos en guerrilla que habían sobrevivido a los años. Los dolores artrósicos, la hipertensión y el azúcar eran todas sus cuitas.

—Me persigue, me persigue —chillaba como una ratita asustada— por toda la casa. —Tampoco era tan difícil, pues no era precisamente un palacio—. Toda la vida igual y ya no aguanto más.

—Si yo solo quiero un besito —clamaba plañidero Paco.— De eso nada, que luego quieres lo tuyo y lo del vecino. Nunca tiene bastante. —Se quejaba su mujer, enfadada y explícita.—Es por el uso del matrimonio —se justificaba él. Cada visita comenzaba igual. Eran manifiestamente frágiles y tenían dificultades para acudir al centro o salir solos a la calle, por lo que los tenían incluidos en el programa de atención domiciliaria.

Nada más franquear la puerta, Paqui empezaba con su rosario de quejas y Paco justificaba sus demandas desde el salón-comedor donde acabaríamos sentados alrededor de la mesa, tratando, por enésima vez, de consensuar un acuerdo.

—No quiero que me toque, NO QUIERO QUE ME TOQUE. Ya me ha tocado mucho. —Y cruzando, defensiva, los brazos, miraba desafiante a su Paco, del que tan solo le separaba el deseo.

—Anda, mujer —clamaba él, quejumbroso—, aunque no sea todos los días…

—Claro, como no puede… Antes, en la siesta sí había y por la noche, mientras fregaba los cacharros, él me acompañaba con sus ronquidos. Eso sí, por poco ruido que hiciera, que no pretendía yo «molestarle», con el último plato abría los ojos y de pronto estaba preparado y listo para disparar.

—Porque siempre has estado muy apetitosa —susurraba él, zalamero.—Y tú muy dispuesto, *oseso*, que eso es lo que eres, un *oseso*.

—A ver —trataba de intermediar yo—. Tenemos que llegar a un acuerdo que satisfaga a los dos. Paqui, ¿a ti hay algo que no te importe hacer?, ¿qué es lo que más te gusta?—Que se esté quietecito. Menudo empeño en meter el badajo en la campana y sobetearme toda.

Cómo no tomar partido, con aquellas manos llenas de placas y escamas rubicundas. Claro que tan asombrosas como el entusiasmo libidinoso.

—Si yo solo quiero cariño —protestaba él, mirándola como un cordero rumbo al matadero. En otras ocasiones, admitiendo que empatizaba más con Paqui y que asociaba sus quejas a la sensación de haber estado siempre subyugada al marido, con esa sumisión que reinaba en la sociedad en general y en las mujeres en particular, buscaba algún punto de encuentro. Aprovechaba para seguirla a la cocina con cualquier excusa:

—¡Qué bien huele! ¿Qué estás haciendo de comida? Y a solas, le planteaba la pregunta del millón: «¿Qué podemos hacer para que estéis contentos los dos?», de la que obtenía una única respuesta: «Yo quiero que me deje en paz».

—Lo entiendo, pero y si le propones un besito de buenas noches y ya está... —Me mordía la lengua para no gritarle: «¡Mándale a la mierda y que no te toque si tú no quieres!». Ella acababa cediendo, resignada, y a continuación nos acercábamos a proponérselo a Paco, que, por supuesto, se mostraba de acuerdo. Yo me tragaba las ganas de pedirle: «Paco, majo, alíviate tú solito. No la toques, no quiere».

El acuerdo duraba apenas doce horas.

—Cristina, me persigueee.

El recibimiento habitual.

—Ya sabes que tiene la cabeza un poco regular —contestaba yo, sin mucho convencimiento y ninguna gana.

Como tantas veces hacemos los sanitarios, da igual médicos que enfermeras, cuando no sabes qué probar, qué hacer, recurres a la jugada de la derivación. El boomerang, que decía un amigo, vuelve, y normalmente peor. ¿Por qué derivamos? Pues no sé si por quitarnos del medio el marrón o por intentar una nueva jugada: médico de cabecera, geriatra, neurólogo... No sea que se haya frontalizado, quizá se me esté escapando algo.

En cada visita se repetía el mismo esquema: las quejas amorosas y la inutilidad de alcanzar acuerdos. Había propuesto más pactos que en el armisticio de Corea. Me enternecían a ratos y a ratos me desesperaban.

DE VUELTA AQUÍ[74] [75]

Nos caímos bien desde el principio. Me gustaba su metro ochenta, tan evidente. En las reuniones razonaba su disconformidad, buscando, imaginativa, otras maneras de hacernos oír sobre las cacicadas, tan frecuentes en esta empresa nuestra. Solo nos quedaba la dignidad, y de eso sabía mucho.

Cuando cogí el alta voluntaria para sumarme a la trinchera contra la pandemia, exponiendo al contagio a mi persona y a mi familia, me leyó el pensamiento, y lo expresó mejor de lo que yo lo entendía:

—Ya decía yo. ¡Cómo nos vas a dejar solas! —Y añadía, picarona—: Y a perderte este reto sanitario.

Y nos arrolló la pandemia, a todos. Sanitarios y no sanitarios nos sentimos solos, desatendidos, y no salimos mejores, pero sí cambiados. La sociedad se infantilizó. El miedo es mal compañero de viaje. Todos huérfanos, inseguros, desvalidos, buscando la magia que ahuyente el pánico.

También a ella le pasó factura el tsunami. La reivindicación digna viró a la queja permanente. La desesperanza la colonizó.

---

[74] En colaboración con María Teresa Blanco Ramos.
[75] Admitido en Congreso SoMaMFyC 2024.

Se detectó impaciente con los pacientes. ¡Qué importaba lo que trajeran! Dentro del cataclismo emocional, un punto de lucidez la hizo sentirse peligrosa, para ellos, para sí misma.

Se negó a la docencia, ¿qué íbamos a enseñar a nadie en esa situación de desmoronamiento sanitario? Invoqué que esa savia nueva, sin contaminar, le podía aportar luz, recuperarla.

«Eres una romántica», me contestó.

No vi el alcance de la herida que le dejó el alma hecha añicos. Las heridas sanan, pero dejan, sin duda, cicatrices eternas.

La pena la desterró al sofá. Perdido el espíritu. Quería dejar de ser, desaparecer. Su familia, alarmada, se puso manos a la obra para recuperarla.

En el pueblo, la madre, con esa capacidad para recomponer lo roto, la atiende con labores de hilos y lanas con los que teje telas y malos pensamientos. Los amarra fuerte, hilvanando remedios, remachando costuras. Se va volviendo permeable a la ayuda profesional, con sus escritos trenza una red que sujeta lo sucedido (ahora lo llamamos *mindfulness*).

Vuelven los libros, los escritos, el estudio, que acompañan el reencuentro con la que era: una buena médico y mejor persona.

REFLEXIONANDO SOBRE LOS SUBIDONES

Estaba siendo una buena mañana, el cielo azul acompañaba la dulzura de la consulta, en menos de un mes dejaría de ejercer de un modo retribuido y cada vez tenía más claro que había sido una buena idea ir diciéndoselo poco a poco a sus pacientes de siempre. Inevitablemente, los sentimientos eran ambivalentes: por un lado cierta nostalgia anticipatoria por una vida dedicada a la profesión, y por otro el convencimiento de que era lo que tocaba dadas las circunstancias de deterioro del sistema.

Pese a que todo el personal del centro sabía que en breve se jubilaría, le seguían asignando pacientes, que en gran medida se apuntaban para conocerlo. La mayoría acudía con sus carpetas de médicos para ponerle al día. Escuchaba, hacía una faena de aliño, explicaba, encarrilaba el tema y se despedía con una sonrisa y un hola y adiós.

Aquella mañana estaba siendo agradable, los enfermos le expresaban lo mucho que sentían su marcha.

«¡Quién me iba a decir que haría un duelo por mi médico de cabecera!», comentaba, entre sollozos, una paciente con la que venía viéndose, quincenalmente, desde hacía tiempo por su problemática psicofísica.

Otros se lamentaban con expresiones como: «Para una vez que encuentro un médico que me escucha» o «Me cambié con usted aconsejado por... y desde luego no me equivoqué, y ahora...».

Muchos le felicitaban y se dolían por la jubilación.

«Me alegro por usted, se lo ha ganado, pero no sabe cuánto lo siento por mí».

Cuando explicaba los motivos, casi todos le entendían y le daban la razón.«Mire, llevo años de ejercicio profesional y ustedes me han tratado, sin excepción, muy bien; los compañeros me han respetado y los estudiantes me han dado muchas satisfacciones, pero yo viví la explosión, con la Reforma Sanitaria de la Atención Primaria, de la Sanidad con la que muchos soñábamos, y ahora se la están cargando. Sufro si una interconsulta tarda entre seis y catorce meses, si cada día tenemos que atender más de cuarenta pacientes… Y ya no disfruto. La realidad es que el sistema me invita a dejar la asistencia, entre tristezas y lamentos, antes de lo que pretendía».

Sus razones eran atendidas con asentimientos de cabeza y frases de rabia; en ocasiones, de impotencia, como sus palabras, y siempre de comprensión.

«Se notaba que a usted le gustaba su trabajo, que lo hacía por vocación».

Cuando, zalameros, se extrañaban de que pudiera jubilarse, de que tuviera edad, aclaraba que ya llevaba un par de años de más. Era agradable escuchar tanta lisonja, que, sentía, partía directamente del corazón.

Algunos, y no pocos —tenía mérito, pues su cupo era de un nivel socioeconómico bajo—, le pedían la dirección de su consulta privada.

«¿Que no tiene consulta privada o sociedad? Si tendría la clientela garantizada», decían, halagadores y sorprendidos.

«Es que, desde que me lo pude permitir, y de eso hace muchos años, no he tenido clientes, he tenido pacientes, y la privada condiciona muchas cosas…».

Había llegado el momento de la separación. No le parecía razonable, después de tantos años y sabiendo fecha exacta, despedirse «a la francesa». Tampoco le convencía lo que otros compañeros hacían: poner en la puerta o aledaños una carta, manuscrita o impresa, pues era consciente de que si nadie o casi nadie reparaba en los carteles anunciando vacunas o servicios, menos se fijarían en una carta de letra poco recomendable para leer de pie ante la consulta. Así que les escribió una carta que entregó en mano a todos aquellos con los que pensaba que el vínculo era más fuerte.

Se sentía bien. Un privilegiado, como le gustaba definirse.

Declinaba la mañana, más de media consulta vista cuando entró. Era una paciente conocida de tiempo, de cuarenta y pocos años, dominicana. Acababa de volver de su país hacía escasamente veinticuatro horas y acudía sin cita con un dolor torácico, a punta de dedo, en la región precordial. Tal como contaba, se señalaba el punto exacto, las respuestas que daba, la angustia que denotaba y la preocupación con que se expresaba… Era evidente que no era un problema ni cardiaco ni urgente, pero sí de los que provocan gran aflicción.

Esas situaciones se le daban bien, solía encontrar las palabras y los actos, que, sin ser invasivos, devolvían cierta calma a la persona que consultaba. En esta ocasión la paciente deseaba, necesitaba, un estudio cardiaco completo y urgente. Aunque había ido al hospital nada más llegar al aeropuerto, no la habían hecho caso: un ECG y la habían derivado al Centro de Salud. Lo vio claro, no tenía

recorrido, ni siquiera cuando consiguió relacionar su temor con
una angina que le había ocurrido durante el vuelo de vuelta a un
pasajero, pues ya desde un par de días antes había estado sintién-
dose mal del corazón, como su papá.

Lo único cierto era el rictus de sufrimiento que la acompañaba, el temor pintado en el rostro. El miedo desatado o el
corazón partido por tener que dejar en casa los hijos chicos, a
los que tardaría en volver a ver más de tres años, o a unos padres
mayores que comenzaban a presentar lagunas en la salud y a los
que no podía traerse para que aquí los curaran.

Insistió, tras prometerle repetir el ECG unos días más tarde
para compararlo con el que le acababan de hacer en urgencias,
rigurosamente normal, y solicitarle unos análisis urgentes que
complementaran los de la urgencia, también normales en todos
los parámetros de riesgo coronario, pese a ver claro que no había
recorrido, al menos hoy, en apaciguarle el ánimo, y volvió a la
carga. La consulta al cuerno, veinticinco minutos largos sabiendo,
casi desde el principio, que no iba a conseguir el objetivo… ¡Con
lo bien que se le daban a él estos casos!

Tres pacientes después, retomada la tónica general de aquellos
días, entre halagos y penas por el temprano abandono y los buenos
augurios que todos le deseaban, entró una paciente que no llevaría
un año en el cupo y también rondaría la cuarentena. La había
visitado varias veces en los últimos meses. Era otra de las que
manejaba entre bien y muy bien: alteraciones funcionales a granel,
sin evidencias orgánicas visibles y una carga emocional que por lo
general podía ayudar a controlar.

Hoy traía el diagnóstico hecho de casa, el doctor Google y el doctor TikTok son competencia no solo desleal, sino indesmentible. Tenía un SIBO[76], seguro, según manifestaba, y quería un estudio completo de las múltiples bacterias que colonizaban su intestino.

Sabiendo que me iba a encontrar un abdomen distendido, meteórico con un timpanismo franco y claramente audible, sin megalias ni signos de alarma, le pedí que se tumbara y se descubriera. La exploración fue tal como estaba prevista, timpanismo sin más. La anamnesis no había dejado dudas. Múltiples dietas incontrolables e inútiles, pruebas sin sentido al albur de las redes, hoy me quito la leche y mañana el pan, pero no los yogures, ni la pasta o las pizzas, la fruta me sienta bien y la comida basura mal…

No acabo de entender por qué volví a caer en la trampa de intentar aliviar su sufrimiento, un sufrimiento inabordable. Lo malo es que ni la derivación, que consideraba inútil, valdría de nada. Traté de ayudarme de análisis inocentes, sin caer en locura, y gasté otros veinte minutos por pura tozudez, en vano. Ni se fue mejor, ni la medio convencí de lo espurios que eran los diagnósticos de las redes ni de lo innecesario de más investigaciones.

Otro fracaso en una mañana que había comenzado especialmente bien. Pero no habíamos acabado. Sabiendo lo que sabía, por alguna razón que desconozco, las experiencias recientes no limpiaron mi desván de intentos fallidos y por fallar.

La última enferma, una sesentona de otro cupo, que consultaba de «urgencia», pues su médico no tenía hueco, era de esas que agobian al más pintado, presentaba un mareo. Inespecífico, le

---

[76] SIBO: Sobrecrecimiento bacteriano en el intestino delgado.

había ocurrido en otras ocasiones. A un tris estuve, tras contar los síntomas y preguntarme qué le pasaba, de contestar seco: «Pues que le ha vuelto a pasar». Me contuve, historié, exploré y expliqué. Todo inútil. Ella debía tener algo serio, grave, importante, puesto que se sentía fatal y la inestabilidad era intermitente, pero era. Traté de reexplicar, con otros ejemplos, eligiendo palabras que fueran directas a la diana de su entendimiento, sabiendo como sabía de la inutilidad de mi esfuerzo.

Había empleado más de una hora aquella mañana, que había virado del azul inicial a un gris plomizo, en busca de un fracaso anunciado, por pura cabezonería, por orgullo mal entendido, por no querer asumir que existen límites de difícil traspaso en determinados momentos, y que, a veces, debemos dejar al paciente en barbecho para que en el futuro germine lo sembrado.

FERTILIDAD[77] [78]

Era una mujer valiente. Con pocos años se lio la manta a la cabeza y abandonó su zona de confort para prosperar en la profesión y en la vida. Atrás quedó su pueblo, su hospital de referencia y formación, su gente, y con una mochila, cargada de miedos e ilusiones, se vino a los madriles. Hay que reconocer que como Madrid no es de nadie y es de todos, se la acogió con los brazos abiertos, y ella se hizo querer. La decisión fue fácil, Madrid pintaba como la ciudad perfecta para ejercer la profesión y librarse de las temidas guardias en los PAC (puntos de atención continuada), obligatorias para los recién acabados. *Spoiler*: maldita sería su suerte doce años después, quién le iba a decir a ella que volvería a oír esa palabra justo cuando por fin estaba a las puertas de conseguir su tan merecida plaza en propiedad. Pero aún faltaba bastante para eso.

En medicina de familia no hay mucho paro, pero incertidumbre y cambios sobran. Como todo recién acabado, comenzó de cupo en cupo, de Centro de Salud en Centro de Salud. Riendo y llorando sus éxitos y miserias fue creciendo. Casi sin darse cuenta, se iba formando y aprendiendo de cada uno de los compañeros con los que se fue topando. Y fueron unos cuantos. Todos le aportaban algo, en mayor o menor medida, tanta variabilidad y cambio de

---

[77]   En colaboración con María Jesús Barranco Camino.

[78]   Admitido en la I Jornada Internacional de Narrativa Médica, Madrid, 2023.

trabajo tenía su lado positivo. Esa amplitud de miras también le sirvió para reconocer entre ellos a los que serían sus referentes y sus grandes pilares en la capital, a los que recurriría en momentos de duda y desasosiego. ¿Había hecho bien al tratar a ese paciente con X en lugar de con Y? ¿Tendría que haberle derivado a urgencias? ¿En ambulancia convencional o en UVI móvil, con el consiguiente tembleque de piernas que le ocasionaba el mero hecho de enfrentarse con el médico del 061?

Esos pilares de los que hablaba salieron de Reina Victoria, que fue el centro de sus inicios y al cual seguiría ligada para siempre. Vinieron después otros tantos más: Espronceda, en pleno barrio Chamberí, esos domicilios majestuosos y sus primeros pinitos como pediatra (sí, sí, viendo niños, que los tiempos apremiaban y no estaba el tema para ponerse tiquismiquis y al final le acabó cogiendo gusto y todo); Los Yébenes, que le mostrarían la amplitud de Madrid y la más diversa población; y Casa de Campo, que no, que ni estaba tan lejos ni pintaba tan mal. Lo que lloraría después cuando de allí la desplazaron a su interinidad definitiva: Villaverde, sí, hasta allí llegaban el Cercanías y metro. Esta capital no se acababa nunca.

Por fin, aquella plaza parecía que iba a ser la penúltima antes de acceder a la plaza, justo premio a su esfuerzo.

Ya era distinta. Sabía, por experiencia y estudio, que lo de la morbilidad por distritos censales no era una quimera de los progres, sino una realidad manifiesta. Ella había trabajado con enfermos, mayoritariamente ancianos, con patologías degenerativas, pluripa-tológicos y polifarmacia, y alguna consulta joven con patologías más o menos banales. Esta no. Aquí se escribió el Harrison[79]: pato-logías complejas, que obligaban a un esfuerzo diagnóstico extra y

---

[79] Manual de Medicina Interna, biblia médica por excelencia.

que consumían tiempo y energía. Aquí una cefalea le planteaba como primer diagnóstico diferencial un tumor cerebral, un aviso a domicilio por malestar general en un anciano resultaba ser un BAV[80] a 30 lpm[81] o un cuadro febril en un adulto joven escondía un tumor en el mediastino. Todo ello en seis minutos por paciente, los cuales le regalaban no dos, ni tres, sino hasta cuatro motivos de consulta: «Que me tiene que activar las recetas», «Que me dé la ambulancia para mi padre, que el de los huesos le ha dicho que vuelva el jueves», «¡Ah!, y una nueva ley de dependencia», «Porque está peor de lo suyo, yo creo que ya no nos reconoce casi nunca». Así, enfurruñada con los pedidos del supermercado de las burocracias ajenas, pasaba una tarde cualquiera, uno tras otro, hasta cuarenta o cincuenta incluso, entre programados, sin cita, sin cias[82] (había tres plazas de médicos sin cubrir de tiempo atrás), sin misericordia.

Era imposible a veces mantener la compostura, no perder los nervios y dejarse llevar por el enfado, con el consiguiente peligro de bajar la guardia ante esas patologías que sabía acechaban por esos lares. Así que aprendió con el tiempo a templar los nervios, y a pensar que ante todo estaba con personas que acudían a ella; la mayoría, para buscar SU ayuda, que a saber qué pesares llevaba cada una consigo.

Una tarde que parecía a punto de finalizar, la llaman de un aviso a domicilio nuevo. Quedaban tres o cuatro pacientes en la puerta de la consulta, cuando escuchó: «Doctora…».

Aunque en un primer momento se volvió ofuscada (acababa de auscultar a la paciente después de un sinfín de letanías y se temía

---

[80]   BAV: bloqueo auriculoventricular.
[81]   lpm: latidos por minuto.
[82]   Cupo asignado a cada médico.

una nueva cuita), algo en el tono de la voz le hizo aplacar el gesto. Un nuevo «doctora» solidario y compresivo le hizo dirigir la mirada hacia donde estaba fijada la de la mujer, y no necesitó saber más, no sin antes sentir cómo un rubor le subía a las mejillas: la chivata mancha carmesí en la culera de la bata le bastó para darse cuenta de que no se había levantado de la silla en toda la tarde.

AGRADECIMIENTOS

En primer lugar, debo rendir pleitesía a mi editora de cabecera: Teresa, Teresa Blanco. Sin su constante ánimo —ha supervisado cada uno de los cuentos y ha hecho aportaciones en cada envite narrativo—, este libro no existiría. Gracias, Teresa, amiga y compañera.

En segundo lugar, sin duda a mis enfermos, los que protagonizan anónimamente esta colección de historias, de momentos, de reflexiones, y los que atemperaron mi espíritu y me hicieron sentir bien durante más de cuarenta años. Si leyeran estas páginas, se descubrirían ocultos, cobijados en el negro sobre blanco. Son, junto a mi verdad, los protagonistas.

A mis estudiantes, para mostrarles otra cara de la profesión, la que no viene en el Harrison, fueron conformándose. Gracias, siempre me he sentido extraordinariamente satisfecho en la docencia y reconocido por ellos, los compañeros y el sistema.

A Francesc, Francesc Borrell, el maestro de tantos, que no tardó ni un nanosegundo en aceptar prologar este librito, un honor y un regalo.

Rocío, compañera de proyectos, de investigación o docentes, desde la adolescencia laboral; es una amiga, una hermana que siempre está ahí. Especial mención merece, en mi sentir, D. Ángel Otero, que introdujo la Atención Primaria en la Universidad y me apadrinó. A mis colegas de la aventura docente, nuestra ONG, como dice José Vizcaíno, un tipo sin noes, dispuesto a regalar tiempo y ciencia; Chema, un trabajador sin fin que se hace perdonar su afán mouriñista; Sagrario, un referente, que se animó a coger la antorcha que yo dejaba, como el jinete de mi facultad. Esteban e Isabel, los primeros en arrimar el hombro y mantenerlo, Mercedes, Concha, Nacho, Juan Antonio, Mavi, Nati, Rosa, Lola, Carmen, Olga... No voy a seguir, que me dejaré a alguno.

Sin duda, a los que acompañaron mi infancia laboral: Pilar, una de las personas con las que más he hablado de Medicina y de las que más me ha influido, Jaime, Patricia, Flor, Pili, Eugenio, Javier, Pepe, Ricardo, Pedro, Chelo, Chechu, Miguel Ángel, Benjamín, Marisa... y tantos otros. Con ellos desahogué dudas y temores, pergeñé proyectos y sueños. Una suerte.

¡¿Qué decir de mis enfermeras?! He sido un privilegiado. Con Magdalena poca ciencia tuve, pero me cobijó como a un sobrino: fue la primera. Luego Laura y Ana, también en los albores. Con Cristina, la gran Cristina, fue el comienzo de una gran amistad, nos jerarquizaron juntos y aprendí de ella todo lo que no sabía de relaciones humanas y juntos aprendimos lo que no sabíamos de Primaria. Después mis Pilares, Yarritu y Guiñales; de la última, el apellido no lo recuerdo, es Pilar Reina, Bea, Yolanda, Lola, Sino y cierro con la que puede que sea, una de las dos, con las que mejor he trabajado: Blanca, pues no tenía que explicarle lo de las emociones, me pasaba por la izquierda.

A los otros de Reina: Teresa B, Bárbara, María B y María Trimadre, Ana N, Javier, Elisa, Marta, Antonio, Paco, Manolo, Ana M, Marina, lo/as jovencito/as: Aida Inés, Mónica..., todos excelentes médicos y buenos compañeros. A las enfermeras con las que solo pude coincidir tangencialmente, mi debilidad María Coco, la imprescindible Nieves, Esther, Ana, Mónica I, Belén, Pilar, Alba, Javier, Juan, Concha, Joaqui, Silvia, Cris, Marisa...

Lo sé, lo sé, me faltan un montón. A las auxiliares de las que aprendimos lo necesario en la pandemia: doña Asun nos enseñó a vestirnos y desvestirnos y doña Ángeles a administrar el material. A la sociosanitaria por excelencia; María José. De los administrativos, donde todo reposa: a Sagrario, Paqui, Araceli, Natalia, Paloma Reina, Alex, Isidro… Inevitablemente, me dejo personas fuera de la lista, disculpad mi memoria, es lo que tiene hacerse mayor. Pero Reina ha sido y es importante en mi vida.

Quiero hacer especial mención a los cursos de depresión, ¡qué buenos!, y al grupo que se formó a su alrededor: Elena, Marta S, José María y Teresa C. ¡Qué bien trabajamos y qué bien lo pasamos!

Hay otro grupo de gente que me ha ayudado en esta empresa tan particular: María L, Gloria, Geles, Juan Carlos, José Ignacio, Anabel, Richi y Marti, Yaiza, mi sobrina, y mis cuñados y sobrinos políticos. Mis estudiantes: Víctor, María, Iván. Andrea, Marta, Mercedes. Otros compañeros, otras personas: Roger, Mónica Chica, Erme, Paco C, Marijose, Maritere, Chiqui… Y, por supuesto, el grupo editorial de la UAM: Mirian, Nuria, Noelia y Sara. Y Susana, encargada de las correcciones.

He dejado para el final a los más importantes. Mi mujer, mi compañera de vida: Chus y mis hijos, Augusto y Susana, Susana y Augusto, tanto monta… Ellos son mi primera razón para vivir; sin ellos, no sería yo.

Chus me acompaña, casi, desde la comunión. Y ha estado en las buenas, en las malas y en las mediopensionistas. Caminando a mi lado, viendo lo que yo no veía o me resistía a ver, queriéndome pese a no estar siempre de acuerdo, pues lo hemos discutido todo. Nunca ha dejado de ponerme en mi sitio, tanto cuando me elevaba como el humo, como cuando me hundía como una piedra en el agua. ¡Qué suerte!

¿Qué decir de mis hijos? Cuando los veo o los pienso el orgullo me inunda, tanto que, a veces, se me cierra la garganta, me emocionan, no nos pudieron salir mejor. Buenas personas, trabajadoras, cumplidoras, sin dobleces...

Como se puede apreciar por mi relación de agradecimientos, soy un privilegiado y un tipo listo, pues me he sabido rodear de gente magnífica.